JN269062

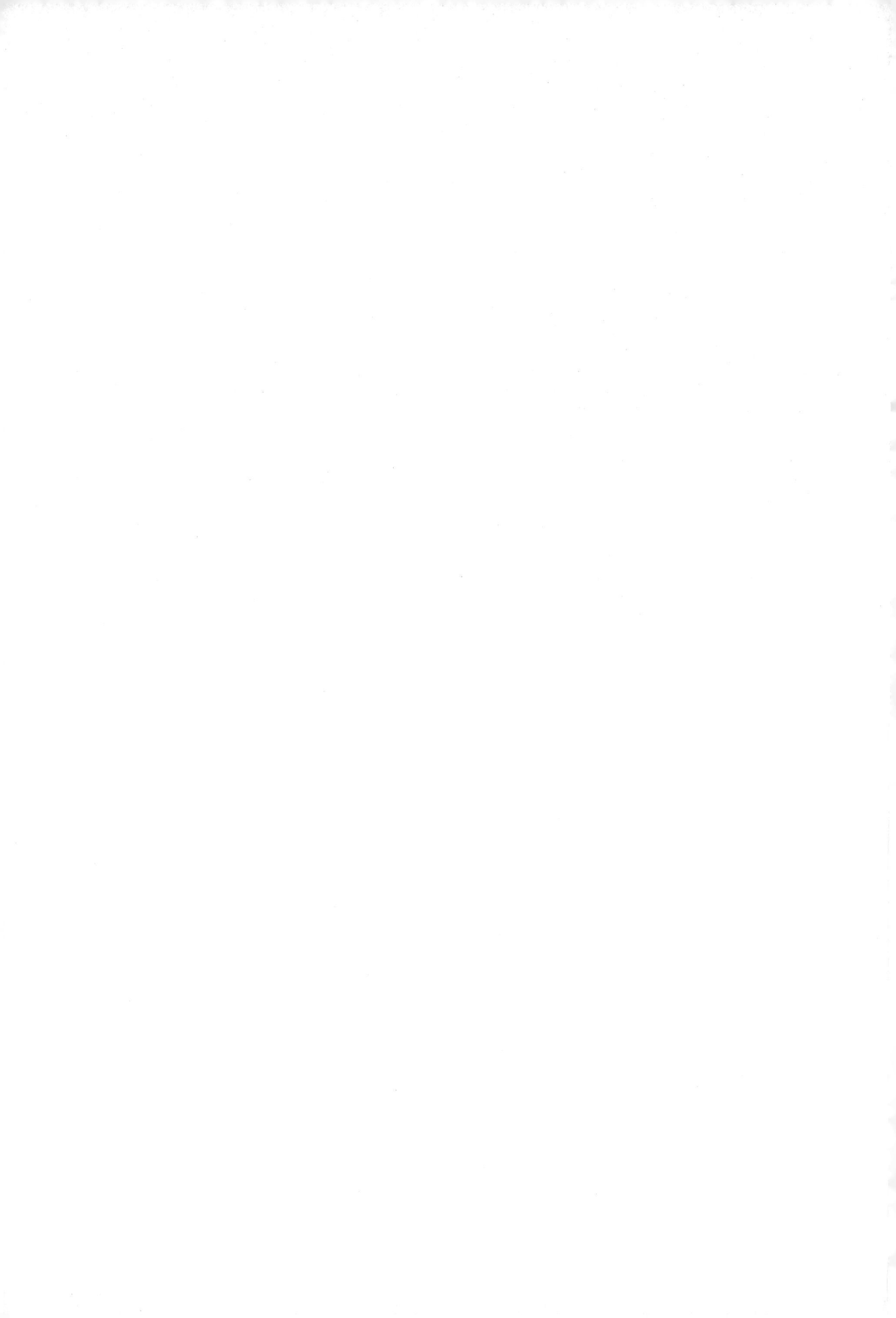

新しい 生化学・栄養学実験

吉田　勉　監修

伊藤　順子
志田万里子　編著
篠田　粧子
西野　秀昭
馬場　修
南　道子　共著

三共出版

本文イラスト

武政さき子

監修のことば

　1961年に新学科が作られるとともに赴任した東京都立立川短期大学（現，東京都立短期大学）において，私は栄養化学・同実験などを受け持った。赴任当初，適当な実験書がなかったため，食品化学実験担当の横山正實教授・松岡博厚講師（当時）とともに，時間数や授業計画を考えて「実験要領」というプリントを作り，毎年，手を加えてきた。その内容を基本に，三共出版から『食品栄養化学実験書』を出版したのが1969年暮れのことであった。以来，新執筆陣を加えつつ，数年ごとに版を改めて30年余を経過したのであるが，執筆者多忙などの理由から改版する余裕がなくなり，止むなく絶版とした。

　しかし2000年の夏頃だったと記憶するが，三共出版の秀島功氏から『食品栄養化学実験書』の新版を作りたいとの相談があった。そこで種々検討した結果，食品学と栄養学の著しい進歩に合わせて両分野を分離し，同時に全く新しい布陣により執筆することが望ましい，との結論に達した。

　さらに，栄養学の基礎でもある生化学を統一した実験書とするほうが学習に有効であるとの認識から，伊藤順子・志田万里子両教授の編集にかかわる『新しい生化学・栄養学実験』が誕生したのである。この分野における熟達された先生方の並々ならぬ努力により作成された本書は，一読すればわかるように，学生が興味を持って学べるような全般的配慮がなされている。本書を利用することによって，多大の教育効果が発揮されると確信するものである。

　2002年3月

吉田　勉

まえがき

　近年の生化学・栄養学研究の進歩発展はめざましいものがある。分子生物学，ゲノム研究などの発展により，生化学・栄養学に関係した遺伝，免疫，アレルギーのような新しい分野も開拓されてきた。

　一方，日本では高齢化に伴いがん，循環器病，糖尿病などの生活習慣病が増加している。栄養の偏りや過不足，運動不足も指摘されている。このような現象は，国民の健康を考える上で見過ごすことのできない，重要なことである。

　栄養士法が改定され，2002年から新しいカリキュラムが実施されることになった。栄養士に必要な生化学・栄養学の知識も，従来の「欠乏を克服する生化学・栄養学」から，「生体の構造，機能を理解し，これらの知識に基づいて生活習慣病を予防する生化学・栄養学」へと重点を移しつつある。

　本書は，新カリキュラムに対応し，新しい知識，新しい実験方法が修得できるように編集した実験書である。著者は，栄養士養成に携わっている新進気鋭の教員と，学生の教育に心血を注いできたベテランの教員を中心としている。時代の要求に合った，新しい生化学・栄養学実験書を編集するという趣旨に賛同したメンバーである。

　執筆にあたっては，学生にわかりやすい表現をするよう心がけた。栄養素などの実験方法には，最新の機器を用いた新しい方法を紹介し，遺伝子DNAの実験など新しい分野も盛り込んだ。1回の実験が2時間ほどで終わるような構成になっている。各大学によって実験室の設備や機器が異なるが，このようなことにも対応できるように編集してある。実験の前に学生が理解しやすいよう，実験の概要を囲みで表現した。図や表を多く用い，理解しやすいよう工夫している。重要な用語や物質は，より詳しい知識が得られるよう，同じページの中に＊印で解説している。巻末には生化学・栄養学実験に必要な知識を付録として加えた。

　栄養学・生化学の授業のなかで取り上げるべき実験は，今後ますます増えることが予想される。今後も著者一同研鑽を積み，本書を利用する皆様のご意見，ご批判を仰ぎながら，本書の加筆を行いたい。最後に本書の発行にあたり，多大なご尽力をいただいた三共出版の秀島功氏に，心からお礼を申し上げる。

　2002年3月

　　　　　　　　　　　　　　　　　　　　　　　　　　　編者一同

目 次

1．実験の基礎

1-1 実験の注意 ……………………………………………………………1
1-2 ノートの記録方法，レポートの書き方 ………………………………3
1-3 事故の対応 ……………………………………………………………3
1-4 器具の名称および使用法 ……………………………………………4
1-5 単　　位 ………………………………………………………………8
1-6 試薬の調製法 …………………………………………………………9
1-7 緩　衝　液 ……………………………………………………………9
1-8 天秤の使用法 …………………………………………………………10
1-9 分光光度計 ……………………………………………………………10
1-10 遠　心　機 ……………………………………………………………11
1-11 クロマトグラフィーの原理 …………………………………………11

2．糖質の定性・定量法

2-1 糖類の定性反応 ………………………………………………………12
　　(1) モーリッシュ反応 …………………………………………………12
　　(2) フェーリング反応 …………………………………………………13
　　(3) フェーリング反応実験例 …………………………………………13
　　(4) ヨウ素でんぷん反応 ………………………………………………14
2-2 糖質の定量反応 ………………………………………………………15
　　(1) フェノール-硫酸法 ………………………………………………15
　　(2) フェノール-硫酸法実験例 ………………………………………16
　　(3) ソモギー・ネルソン法 ……………………………………………18
2-3 糖質の同定 ……………………………………………………………19
　　(1) 糖質のペーパークロマトグラフィー ……………………………19
　　(2) ペーパークロマトグラフィー実験例 ……………………………21

3．脂質の定性・定量法

3-1 脂質の定性反応 ……………………………………………23
(1) グリセリンの反応 …………………………………23
(2) 不飽和脂肪酸の反応 ………………………………24
(3) 油脂のケン化 ………………………………………24
(4) レシチンの反応 ……………………………………25
(5) コレステロールの反応 ……………………………25

3-2 脂質の定量反応 ……………………………………………26
(1) 卵黄中のレシチンの分離および定量 ……………26
(2) 卵黄中のステロール類の分離および検出 ………27

4．たんぱく質・アミノ酸の定性・定量法

4-1 たんぱく質・アミノ酸の定性反応 ……………………29
(1) たんぱく質の凝固・沈殿反応 ……………………29
(2) たんぱく質に共通な呈色反応 ……………………30
(3) アミノ酸に共通な呈色反応 ………………………30
(4) アミノ酸固有の反応 ………………………………31

4-2 たんぱく質の定量反応 ……………………………………33
(1) Lowry 法 ……………………………………………33
(2) 色素結合法 …………………………………………34
(3) 紫外吸光法 …………………………………………35

4-3 アミノ酸の同定 ……………………………………………35
(1) 薄層クロマトグラフィーによる試験 ……………35

4-4 たんぱく質の電気泳動法 …………………………………38
(1) ポリアクリルアミドの作製 ………………………40
(2) 電気泳動の準備 ……………………………………41
(3) 試料のローディングと電気泳動 …………………41
(4) たんぱく質の染色とバックグラウンドの脱色 …42

5．ミネラル（無機質）

5-1 試料の調製 …………………………………………………44
(1) 乾式灰化法 …………………………………………44

5-2 カルシウムの定量 …………………………………………45
(1) 過マンガン酸カリウム滴定法 ……………………45

5-3	リンの定量 ·· 48
	(1) モリブデン青比色法 ······························ 48
5-4	鉄の定量 ·· 50
	(1) オルトフェナントロリン比色法 ············· 50

6. ビタミン

6-1	ビタミンAの定量 ··· 53
6-2	ビタミンB_1の定量 ·· 55
6-3	ビタミンCの定量 ··· 58

7. 細胞分画法

7-1	細胞分画法 ·· 61
	(1) ラット肝臓ホモジネートの調製 ············· 62
	(2) 核の分離 ·· 63
	(3) ミトコンドリアの分離 ························· 63
	(4) リソソーム画分 ···································· 64
	(5) ミクロソーム画分と可溶性画分 ············· 64
7-2	細胞画分の純度検定 ······································ 64
	(1) 核のマーカー，DNAとRNA測定の試料調製 ·········· 64
	(2) ミトコンドリアのマーカー酵素，コハク酸脱水素酵素活性 65
	(3) リソソームのマーカー酵素，酸性ホスファターゼ活性 ···· 66
	(4) ミクロソームのマーカー酵素，NADPH-シトクロムc還元酵素活性 ·· 68
	(5) 可溶性画分のマーカー酵素，乳酸脱水素酵素活性 ······· 69
	(6) たんぱく質の濃度測定 ························· 70

8. 酵　素

8-1	酵素反応を速度で表現する ···························· 72
	(1) ミカエリス・メンテンの式 ·················· 72
	(2) K_mとV_{max}の求め方の実際 ··················· 73
8-2	酵素実験の基礎 ·· 74
	(1) 酵素反応速度に影響する因子 ················ 74
	(2) 酵素実験法の基礎 ································ 74
8-3	特定の酵素による反応 ··································· 76

	(1) アルカリホスファターゼ ････････････････････････････ 76
	(2) アミラーゼ ･･････････････････････････････････････ 80
8-4	アミラーゼ酵素の糖化力測定法 ････････････････････････ 81
	(1) プロテアーゼ ････････････････････････････････････ 82

9．核酸の定性・定量

9-1	DNA の紫外吸収スペクトル ････････････････････････････ 85
9-2	DNA のリン定量 ･･････････････････････････････････････ 88

10．遺伝子 DNA 取り扱いの基礎実験

10-1	大腸菌の形質転換 ････････････････････････････････････ 91
10-2	プラスミドの抽出 ････････････････････････････････････ 94

11．血　　液

11-1	採血方法 ･･101
	(1) 少量の採血 ････････････････････････････････････101
	(2) 大量の採血 ････････････････････････････････････102
11-2	血液の一般検査 ････････････････････････････････････102
	(1) ヘマトクリット値 ･･････････････････････････････102
	(2) ヘモグロビンの定量 ･･･････････････････････････104
	(3) 血糖の定量 ････････････････････････････････････105
	(4) 血漿たんぱく質 ･･････････････････････････････106
11-3	血清脂溶性成分 ････････････････････････････････････108
	(1) 中性脂質の定量 ･･････････････････････････････108
	(2) 総コレステロールの定量 ･･････････････････････110
	(3) HDL コレステロールの測定 ･･･････････････････112
	(4) リン脂質の測定 ･･････････････････････････････113
11-4	血清酵素 ･･･115

12．尿

12-1	尿の一般性状 ･･････････････････････････････････････117
	(1) 採　　尿 ････････････････････････････････････117
	(2) 尿　　量 ････････････････････････････････････117
	(3) 尿の性状 ････････････････････････････････････118

	(4) 尿の性状の観察 ································· 119
12-2	尿試験紙による検査 ···································· 119
12-3	正常尿成分 ·· 120
	(1) 尿　　素 ·· 120
	(2) クレアチニン ···································· 123
12-4	異常尿成分 ·· 125
	(1) ぶどう糖 ·· 125
	(2) たんぱく質 ······································ 127
	(3) ウロビリノーゲン ································ 128
	(4) 尿潜血 ·· 129

13. 動物実験

13-1	動物の選択 ·· 130
13-2	飼育と管理 ·· 131
	(1) 飼育室 ·· 131
	(2) 飼育ケージ ······································ 131
	(3) 飼育法 ·· 131
	(4) 飼　　料 ·· 131
	(5) 飼料の調製法 ···································· 135
	(6) 給餌様式 ·· 135
	(7) 給　　餌 ·· 136
	(8) 解剖の方法 ······································ 136
13-3	各種動物実験 ·· 137
	(1) 動物の成長試験 ·································· 137
	(2) 出納実験 ·· 138

14. 栄養状態の判定

14-1	皮下脂肪厚 ·· 140
14-2	カウプ指数 ·· 141

付　　録

1　実験動物の飼養及び保管等に関する基準 …………………143
2　各種実験用動物の飼料・飲水要求量，その他 …………146
3　各種実験用動物の繁殖学上の数値，その他 ……………146
4　緩　衝　液 …………………………………………………147
5　遠心力加速度計算表 ………………………………………148
6　固形硫安添加量と％飽和度の関係 ………………………149
7　指　示　薬 …………………………………………………149
8　接頭義語 ……………………………………………………149
参考文献 …………………………………………………………151
索　　引 …………………………………………………………153

1 実験の基礎

1-1 実験の注意

(1) この教科書には第2章から第14章まで13の実験項目がある。生化学，栄養学の修得に必要な生体や食品の成分の定性，定量法や細胞分子生物学の実験が含まれている。この中でいくつかの実験を選んで行うと良い。巻末に付録があげてあるので，是非利用してほしい。

(2) 実験は注意深く観察する力が必要である。また事故の危険も伴う。このようなことを念頭に置いて，実験にのぞむ時は常に体調を整えておこう。睡眠不足や疲労は事故につながりやすい。いつも十分に注意しながら実験しよう。

(3) 実験の前には必ず予習をする。十分に予習をして実験の内容を理解しておくと，実験のポイントがわかり観察も十分できる。予習する時は実験の目的や方法を理解し，設問を考えたり参考書を調べておく。

(4) 実験室では白衣を着用する。実験室には危険な試薬などがある。強酸性や強アルカリ性の試薬が皮膚に着くと，火傷をする場合がある。衣服に試薬が付着した場合は，衣服に穴があいたり衣服が変色したりする。このような危険から身を守るために，実験室では白衣を着用する。

(5) 実験室の中は危険が多い。強酸性や強アルカリ性の試薬，湯浴，ガス，ガラス器具などである。火事や事故を起こさないよう常に注意する。不幸にして事故が起こった場合は 1-3 に従って冷静に対応する。欠けたりひびが入っているガラス器具は，けがをしやすいので使用しない。エーテルなどの引火しやすい有機溶媒を使う場合はガスの火を消す。実験台の周囲にも気を配り，ガスや換気などに注意する。

(6) 実験中は実験台（プラッツ）の上を常に整理整頓する。実験台や床に試薬がこぼれたら直ちにふき取るか，水で流す。

(7) 試薬びんから試薬をとる場合は最小限とし，多くとらない。いったん試薬びんからとった試薬が余った場合は，試薬びんの中の試薬が全

て汚染される可能性があるので，試薬びんにもどしてはいけない。試薬が足りない場合は，もう一度試薬びんからとればよい。液体を試薬びんからメスフラスコなどに移す場合は，試薬びんのラベルを上にして，ラベルを手のひらで包むようにして持つ。このような操作をすると，試薬びんから液体がこぼれた場合でも，ラベルに液体の色が付いたりラベルが破損するようなことがない。試薬びんのふたを実験台の上に置く時は，ふたや実験台が汚れるのを防ぐため裏返しておく。ピペットを直接試薬びんにつっこんではいけない。ピペットが汚染している場合は，試薬が全て汚染されることになる。試薬をとったら，試薬びんのふたはただちに閉める。びんのふたを開けたまま放置しておくと，試薬が汚染したり，間違ったふたをすることがある。引火しやすい有機溶媒などの試薬は特に注意し，すぐふたをする。

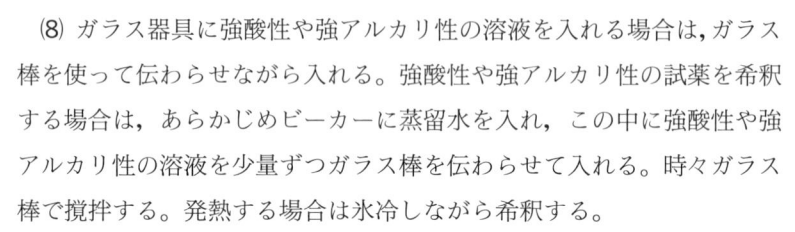

(8) ガラス器具に強酸性や強アルカリ性の溶液を入れる場合は，ガラス棒を使って伝わらせながら入れる。強酸性や強アルカリ性の試薬を希釈する場合は，あらかじめビーカーに蒸留水を入れ，この中に強酸性や強アルカリ性の溶液を少量ずつガラス棒を伝わらせて入れる。時々ガラス棒で撹拌する。発熱する場合は氷冷しながら希釈する。

(9) 実験中は溶液の色の変化や沈殿などに注意し，よく観察する。観察したことは何でもノートに記録する。操作を間違った場合もよく記録する。詳しくノートに記録しておくと後で理解したり考察するときに役立つ。

(10) 流しに有機溶媒や固形物を捨ててはいけない。廃液はむやみに流しに捨てない。重金属や毒物，劇物，有機溶媒などは環境を汚染するので回収する。実験が終了したら回収する物を確認し，指定の容器に回収する。その後残った物を流しに捨てる。このとき，水道水を流しながら行うとよい。

(11) 使用後のフラスコやビーカーは，ブラシに洗剤をつけ表側と内側からよく洗う。水道水で洗った後，洗剤液につけておく方法もある。超音波洗浄機を使っても良い。汚れが取れたら水道水で十分洗った後，蒸留水をかけて何回もすすぎ，乾燥機で乾燥する。ガラスピペットやメスフラスコなどはブラシをかけず洗剤液につける。容量を正確に量る器具の場合は乾燥機を使うと熱によって容量が変化する場合があるので風乾する。

(12) 実験終了後は電源を切り，水道やガスの元栓を閉める。実験台の上は，次の学生が使いやすいようきれいにふいておく。

(13) 実験終了後，ただちにノートを整理する。時間がたつと細かいことは忘れる場合があるので，まだ記憶が鮮明なうちに記録する。

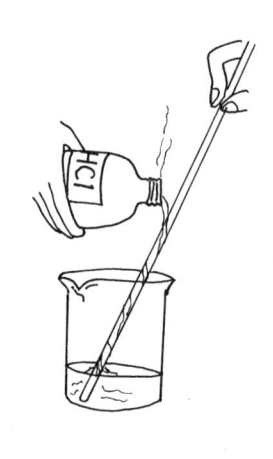

⒁ レポートは実験終了後なるべく早く，できたらその日のうちに書く。レポートの提出期限を守る。

1-2　ノートの記録方法，レポートの書き方

ノートは実際に行った実験の条件，実験方法，観察したこと，計算式，結果などを詳細に記入する。溶液の色の変化，沈殿の有無などは必ず記録する。数値には必ず単位をつける。レポートは次のようにまとめる。

(1) 目　的　　実験の目的を簡潔にまとめる。実験の目的を理解し，手順を考える。

(2) 操　作　　実際に行った実験の方法を書く。
反応の色，溶液の温度，沈殿の有無なども記録する。

(3) 結　果　　実験の結果をまとめる。
計算をする場合は必ず計算式と答を書き，有効数字で四捨五入する。数値には単位をつける。同じ班で実験すると同じ実験値が得られるが，計算方法やグラフの読み方によって最終的な値が異なる。これは各人の判断なので班で統一する必要はない。

(4) 考　察　　実験の結果から考察できることなどを書く。実験の途中で観察した現象を書いてもよい。

1-3　事故の対応

(1) 実験中に事故があった場合は，冷静に対応する。事故が発生したら自分だけで処理せず，すぐに周囲の友人に知らせたり教員に連絡する。

(2) 強酸性や強アルカリ性の試薬が目に入った場合は，シャワーや大量の水道水で洗浄する。このような事故が起こらないよう，実験中は眼鏡をかけるのが良い。

(3) 溶液が口に入った場合は，水道水で何回も口の中を洗浄する。実験に使用する試薬は飲まないようピペット操作などに注意したい。薬品を飲み込んだ場合はただちに吐かせる。次に牛乳，とき卵，デンプン，お茶，水などを大量に飲ませ，専門医の診療を受ける。

(4) 薬品が皮膚にかかった場合は，ただちに水道水を流しながら直接皮膚にかけて洗浄する。

(5) ガラスなどでけがをした場合はすぐに消毒し，損傷部を圧迫して止血する。手足などの血管が切れた場合はガーゼ，タオルなどで心臓に近いところを圧迫して止血する。ガラスが傷口の中に入ったときは病院

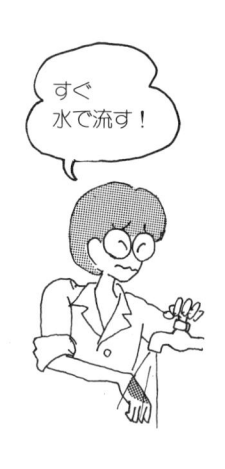

で手当を受ける。ガラスによる傷は深いことが多い。けがが深い場合は保健室や病院に行く。

(6) 火傷した場合は，その部分をただちに水や流水で冷やす。十分に冷却した後，保健室や病院で手当する。

(7) ガスもれに気がついた場合は，ガスの元栓を閉め，窓を開けて換気する。この時換気扇を使うとガス爆発の危険があるので，換気扇を使ってはいけない。ガスを吸い込んだ場合は新鮮な空気の所に移動し，深呼吸する。意識がない場合は衣服をゆるめ人工呼吸を行う。大量にガスもれした場合は実験室から避難する。

(8) 実験室で火事が起こった場合は，水や砂をかけるなどの方法で消火する[*1]。

(9) 有機溶媒に引火した場合は水をかけず，炭酸ガス消火器，粉末消火器，泡消火器などを使う。

*1 四塩化炭素（CCl_4）は消火剤として有効である。四塩化炭素のびんは研究室や実験台の上に常備しておくのが良い。

1-4 器具の名称および使用法

(1) 実験では様々な器具を使う。各々の器具の特徴や使用法を良く理解しておく。ビーカー，フラスコ，試験管，ピペットなどが日常よく使用する器具である（図1-1）。器具の容量も実験にあったものを用いる。実験の目的にあった器具を使用することは，実験を上手に行う第一歩である。

(2) 三角フラスコやビーカーは，中に入れる溶液の2倍か3倍の容量の器具を選ぶ。器具を持って中の溶液を混合する場合は三角フラスコを使う。ビーカーを持って溶液を混合すると，溶液がはねたりこぼれたりする。ガラス棒で溶液を混合する場合は，口が大きく混合しやすいビーカーを使う。三角フラスコやビーカーについている容量の目盛りは，おおよその目安で正確ではない。

(3) ピペットは液体の容量を測り取る器具で，分取する量が0.01～20 ml の時に用いる。ピペットにはメスピペット，駒込ピペット，ホールピペット，マイクロピペットなどの種類がある（図1-2）。

(4) メスピペットは目盛りが細かく，定量的な分取にむいている。目盛りを読む時はメスピペットを垂直に立て，目を液面の高さにして水平な液面の目盛りを読む。口を直接ピペットの上端につけ，液体を吸い込む。一番上の目盛りより上に液体がきたら吸い込むのをやめ，すばやく右手人差し指の先でピペットの上端を押さえる。強く吸い過ぎて液体が口の中に入らないように注意する。ピペットの上端につけた人差し指をゆるめ，液を滴下する。人差し指で調節しながら，まずピペットの0目盛りに液面をあわせる。ピペットの先を容器に入れ，分取したい量の所

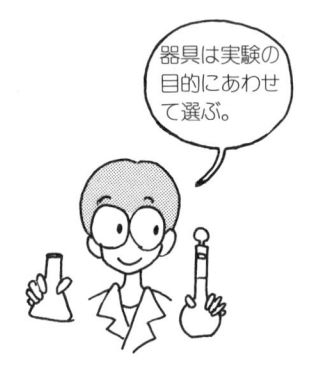

I 実験の基礎

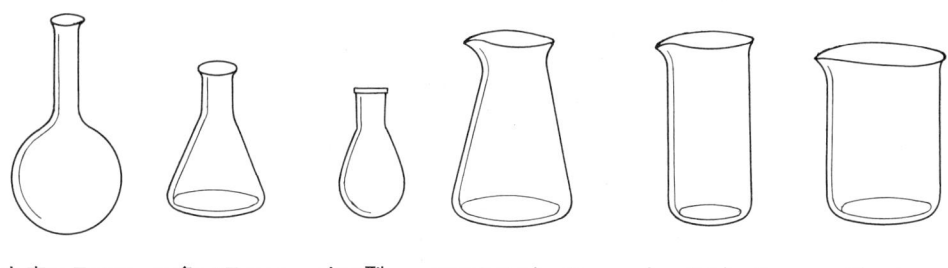

丸底フラスコ　三角フラスコ　ナス型フラスコ　コニカルビーカー　トールビーカー　ビーカー

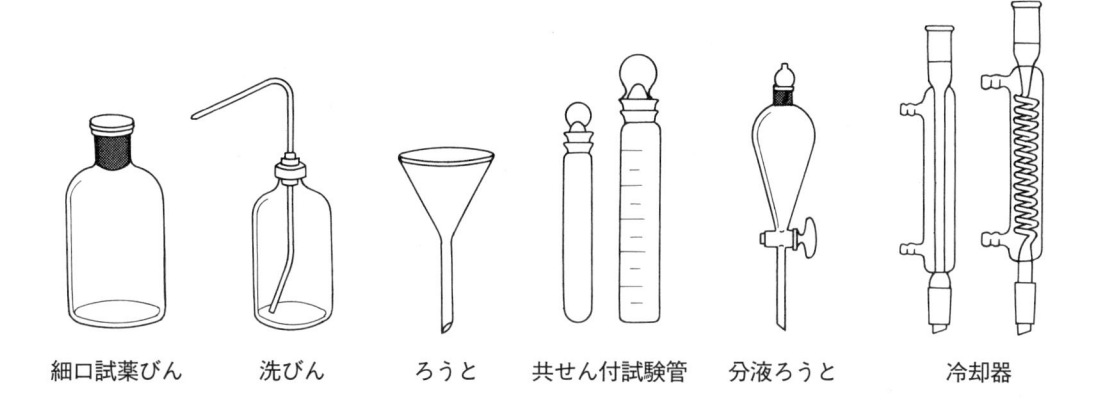

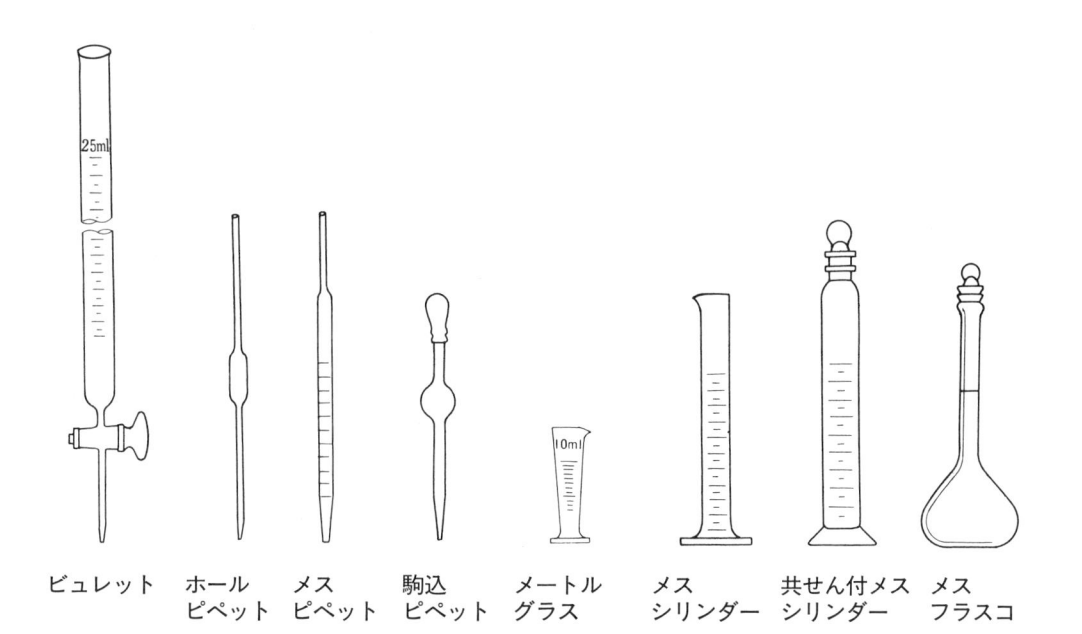

細口試薬びん　洗びん　ろうと　共せん付試験管　分液ろうと　冷却器

ビュレット　ホールピペット　メスピペット　駒込ピペット　メートルグラス　メスシリンダー　共せん付メスシリンダー　メスフラスコ

図 1-1　ガラス器具 (1)

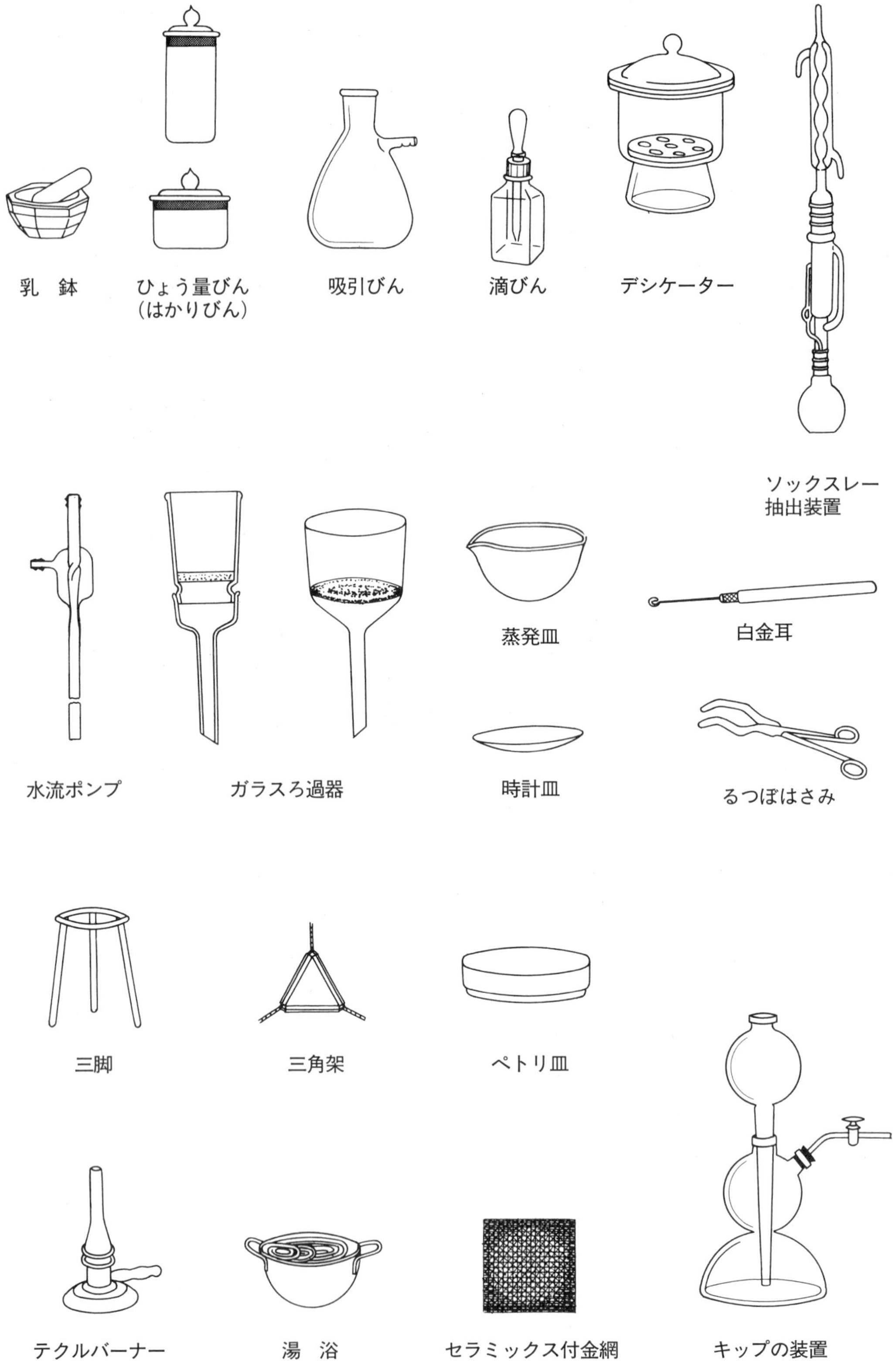

乳鉢　　ひょう量びん　吸引びん　滴びん　デシケーター
　　　（はかりびん）

ソックスレー抽出装置

水流ポンプ　ガラスろ過器　蒸発皿　白金耳

　　　　　　　　　　　　　時計皿　るつぼはさみ

三脚　　三角架　　ペトリ皿

テクルバーナー　湯浴　セラミックス付金網　キップの装置

図1-1　ガラス器具(2)

まで液面を下げる。ピペットに記された値と同量を取りたい時は，あらかじめ目盛りがピペットの先端までついているかいないかを確認する。ピペットの先端まで目盛りがついているものを先端目盛ピペット，中間まで目盛りがついているものを中間目盛ピペットという。中間目盛ピペットを用いる場合は，必ず規定の所で溶液を止め，容量を正確に採取するよう注意する。容器内の溶液量が少ない時には，ピペットの先をガラス容器の下につけピペットの中に空気が入らないように注意する。

(5) 駒込ピペットは上端にゴム栓を付けて用いる。目盛りが大まかでゴム栓による微量調整もきかないので，定量実験にはむかない。飲み込むと危険な試薬を秤取するときにも用いると良い。強酸性，強アルカリ性の試薬，劇物・毒物を分取する際に用いる。駒込ピペットを使うときには右手薬指と小指でピペットを支え，親指，人差し指，中指でゴム栓を操作する。あらかじめゴム栓をおさえ，中の空気をぬいてからピペットの先端を溶液に入れ，ゴム栓をおさえていた力をゆるめて溶液をピペットの中に吸引する（図1-2）。

(6) ホールピペットは目盛りが1か所しかない。正確な量を取りたいときに用いる。取り扱いはメスピペットと同じである。ピペットの目盛りに液面を合わせた後，自然に落下させて全量をとる。最後に上端を右手人差し指でおさえ，ピペット中央のふくらんだ部分を左手のにぎりこぶしで握る。この操作により，ピペット内の空気の温度が上昇し空気圧が高まるので1滴落ちるが，これも容量の中に加える。吹き出して使うと容量が変わるので，絶対にやってはいけない（図1-2）。

(7) 容量が1ml以下の場合や実験を正確に早く進めたい場合は，マイクロピペットを用いる。マイクロピペットは，必ず縦に持つ。マイクロピペットを横にすると，逆流した溶液でマイクロピペット内部が汚染するので絶対にやってはいけない。マイクロピペット上部のリングを回して採取したいμl数にデジタル目盛りを合わせる。容量を増す方向にセットする場合は，いったんその目盛りを1/3回転ほど余分に回し，その後希望する目盛りに合わせる。容量を減らす方向にセットする場合は，そのまま直接目盛りを合わせる。先端にチップをつける時は，少しひねるようにしてしっかりと固定させる。チップは使い捨てである。溶液を採取するときは，まず右手親指でプッシュボタンを押さえる。プッシュボタンは2段階に押すことができる。プッシュボタンを第一ストップまで押し下げる。そのままの状態で，チップを溶液に垂直に3〜4mmひたす。プッシュボタンをゆっくりと離すと，溶液が吸引される。1〜2秒待って，第二ストップまで完全にプッシュボタンを押し下げる。この吸引と吐出を2〜3回繰り返した後，溶液を一定量採取する。

メスピペット　　駒込ピペット　　ピペットの読み方

ホールピペット　　マイクロピペット

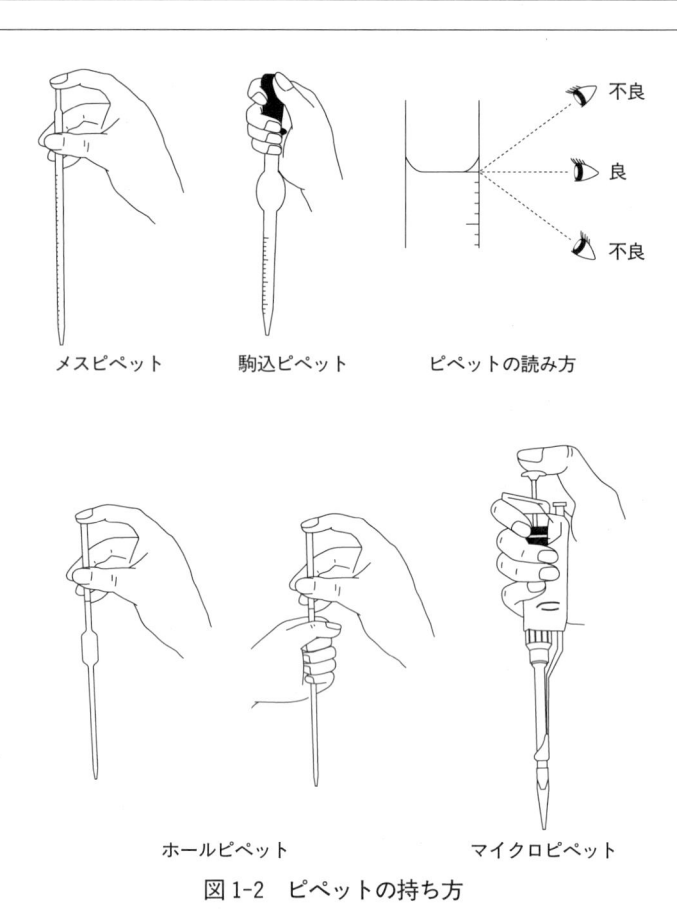

図1-2　ピペットの持ち方

使用済みのチップはイジェクターボタンを親指で押してはずす。

1-5　単　位

(1) 重　量　　1 kg = 1000 g = 10^3 g
　　　　　　　1 g = 1000 mg = 10^3 mg
　　　　　　　1 mg = 1000 μg = 10^3 μg

(2) 長　さ　　1 m = 1000 mm = 10^3 mm
　　　　　　　1 mm = 1000 μm = 10^3 μm
　　　　　　　1 μm = 1000 nm (mμ) = 10^3 nm (mμ)

(3) 体　積　　1 l = 1000 ml = 10^3 ml
　　　　　　　1 ml = 1000 μl = 10^3 μl

(4) 濃　度

1) 重量百分率　　　　　　w %　　　溶液 100 g 中の溶質の g 数
2) 体積（容量）百分率　　v/v %　　溶液 100 ml 中の溶質の ml 数
3) 重量・体積百分率　　　w/v %　　溶液 100 ml 中の溶質の g 数
4) 体積・重量百分率　　　v/w %　　溶液 100 g 中の溶質の ml 数
5) モル濃度　　　　　　　M(mol/l)　溶液 1000 ml 中の溶質のモル数

| 6) | 規定度 | N | 溶液 1000 ml 中の溶質のグラム当量数 |

1-6 試薬の調製法

1-5(4)に従って溶液を調製する。1)，4)の場合は溶質の g 数を除いた溶媒の g 数を計算し，秤取する。溶質に溶媒を加え溶解するまでガラス棒やスターラーで混合する。2)，3)，5)，6)の場合はメスフラスコの中にそれぞれ指定量の溶質分を入れる。溶媒を加えよく混合して溶解した後，さらに標線まで溶媒を加え，メスフラスコを振って溶液を均一にする。

1-7 緩衝液

生体内では pH は常に一定に保たれている。これは生体の恒常性の一つである。pH が一定であるため，常に同じ条件で生体反応を起こすことができる。生化学や栄養学の実験では，生体の条件を人工的に作ったり栄養素等の破壊を防ぐため，pH を一定にして行う場合がある。酵素実験では特に pH を一定に保つことが重要である。周囲の条件が変化しても pH を一定に保つ溶液を緩衝液（buffer）といい，この働きを緩衝作用という。緩衝液は弱酸とその塩，あるいは弱塩基とその塩を混合した溶液である。水溶液が酸性かアルカリ性かは，溶液中の水素イオン濃度によって決定する。水溶液中に [H^+] が多ければ溶液は酸性を示す。緩衝液の pH は（1）または（2）式で表す。ただし pK_a は弱酸の解離指数，pK_b は弱塩基の解離指数を示す。

$$pH = pK_a + \log([塩]/[酸]) \qquad (1)$$
$$pH = pK_w - pK_b - \log([塩]/[塩基])$$
$$ = pK_a - \log([塩]/[塩基]) \qquad (2)$$

pH メーターは水溶液の pH を測定する機械である。pH メーターで測定しながら，緩衝液などを希望の pH に合わせる時にも用いる。pH メーターには pH 4，pH 7，pH 10 の標準液がある。まずビーカーに入れた少量の pH 7 の標準液を使って pH メーターを調整した後，電極をていねいに蒸留水で洗浄する。次に pH 4 か pH 10 の標準液に取り替え，再度 pH メーターを調整する。電極を蒸留水で洗った後，測定したい溶液に電極を入れ pH を求める。緩衝液を作るときは，ガラス棒またはスターラーを用いて二種類の溶液を混合しながら，目的の pH に合わせる。

1-8 天秤の使用法

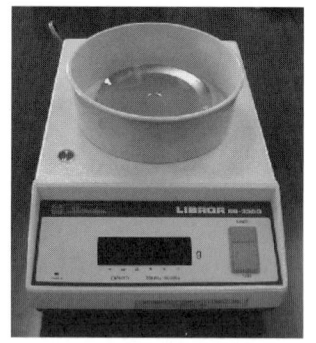

天秤には上皿天秤，電子天秤などがあり，実験の目的に応じて使い分ける。

上皿天秤は大まかに測定する場合に用い，精密な秤量には適さない。比較的簡単な操作で測定でき，実験室で用いても良い。電子天秤を使う時は温度や湿度によって重量が変化するため，原則として恒温恒湿で人の出入りのない部屋で測定する。

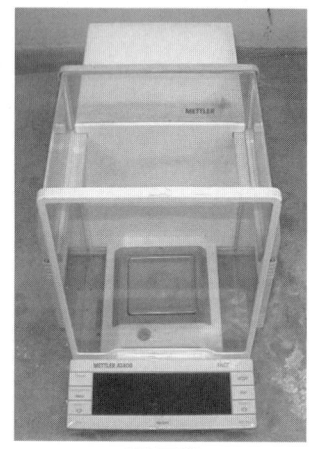

天秤を使用する時は水平な台に設置し，なるべく静かな環境で測定する。薬包紙はあらかじめ対角線で折ってから使う。薬包紙の試薬をのせる面には手でさわらない。薬包紙を手で持つと重量が変化するので，天秤の上に薬包紙をのせたら測定が終了するまで薬包紙にふれない。一度スパーテルでとった試薬や，薬包紙の上にのせた試薬は試薬びんにもどさない。スパーテルや薬包紙が汚れている場合は，試薬びんの試薬全てが汚染される。秤量した試薬はその場で三角フラスコなどに入れる。

上皿天秤

電子天秤

分光光度計

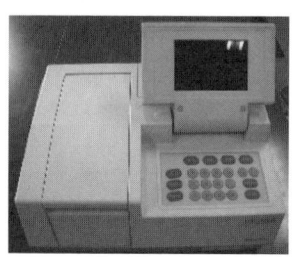

1-9 分光光度計

(1) Lambert-Beer の法則

ある物質の濃度を一定にしたとき，吸光度はそれが透過する液層の厚さに比例する。これを Lambert の法則という。

$$\log \frac{I_0}{I} = kl \tag{1}$$

- I ：透過光の強度
- I_0 ：入射光の強度
- k ：その物質の吸光係数
- l ：液層の厚さ

液層の厚さを一定にしたときの吸光度は溶液の濃度に比例する。これを Beer の法則という。

$$\log \frac{I_0}{I} = kc \tag{2}$$

- c ：溶液の濃度

(1)，(2)式を一緒にして Lambert-Beer の法則とする。

$$A = \log \frac{I_0}{I} = kcl \tag{3}$$

(2) 検量線

波長と液層の厚さを一定にした条件で，溶液の濃度を変化させて吸光度を測定する。吸光度と溶液の濃度の関係をグラフにまとめたものを検量線（calibration curve）という。吸光度（A），液層の厚さ（l），濃

度（c）の間に Lambert-Beer の法則が成立するときには検量線は直線となる。検量線から試料の濃度を算出できる。検量線を使って試料に含まれる成分の量を求める場合は，使用可能な範囲に注意する。

(3) セルの洗浄法

分光光度計で測定したのち，発色したサンプルは捨てないで試験管などにもどす。これはデータを整理して再度測定したい場合などのために，実験が終わるまで保存する。

セルはブラシで洗うと傷がつき測定の妨げになるので，やってはいけない。水道水で2〜3回水洗いした後，蒸留水で2〜3回洗う。洗浄後，ろ紙にふせて自然乾燥させる。

ビュレット反応による
たんぱく質の検量線

1-10 遠心機

遠心機は物質の比重に従って異なる成分を分別する機械である。卓上遠心機，冷却遠心機，超遠心機などがある。卓上遠心機は5000回転/分まで使用できる。実験室で簡単に分離する時に用いる。冷却遠心機は4℃に冷却しながら遠心できる。細胞内小器官などの働きを保ったまま遠心する時に用いる（7章参照）。超遠心機は1分間の回転数が10万回転以上の条件でも使用できる。ミクロソームなどの細胞内小器官を分離する際に使う。超遠心機も冷却しながら分離できる。遠心機を用いるときは水平な台の上で行う。十分にバランスを合わせることが大切である。

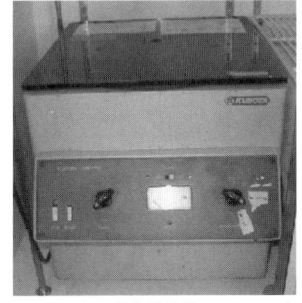

卓上遠心機

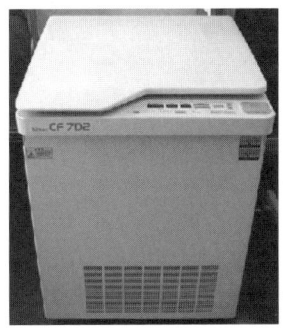

冷却遠心機

1-11 クロマトグラフィーの原理

食品や生物から得た試料は多くの成分が混じっている。これらを分離して特定の成分を得たい場合に，クロマトグラフィーという方法を用いる。クロマトグラフィーは分離や精製だけではなく，成分の固定にも用いられる。クロマトグラフィーは固定相と移動相から成る。固定相は紙やガラス板，カラム管にシリカゲル，アルミナなどの細かい粒子などをパックして用いる。固定相に液体や気体の移動相を流し，移動速度の違いによって物質を分離する。移動相を流すことを分配という。分子ふるい，イオン交換，吸着，分配などの力が働くため，移動速度は物質によって異なる。クロマトグラフィーは用いる固定相により薄層クロマトグラフィー，カラムクロマトグラフィー，ろ紙クロマトグラフィーなどがある。また移動層の違いによって液体クロマトグラフィー，ガスクロマトグラフィーなどがある。物質を分離する方法によってイオン交換クロマトグラフィー，吸着クロマトグラフィー，分解クロマトグラフィーなどがある。

2 糖質の定性・定量法

糖質は体内にとり入れる栄養素の中でもっとも量が多く、熱量素としての役割が大きい。体内ではグリコーゲンのかたちで肝臓や筋肉に貯えられているほかに、ムコ多糖、糖たんぱく質、糖脂質として種々の重要な生理的機能を果たしている。

化学的に糖質は単糖類、オリゴ糖類、多糖類に分類される。定性・定量反応には多くの方法があるが、糖質の還元力[*1]を測定したいのか、全糖量[*2]を測定したいのかで選ぶ方法は違ってくる。さらにペントース・ヘキソース、アルドース・ケトースの各単糖類間の反応性の差異、他の夾雑物などにも注意を払う必要がある。

*1 還元糖量：糖質の還元基に基づく還元力を測定する。重量当たりで比較すると、ぶどう糖の還元力を1とすると、2糖類の麦芽糖では1/2（正確には180/342）、多糖であるでんぷんは重合度が大きいのでほとんど0（1/重合度）である。

*2 全糖量：単糖から多糖まで、構成しているすべての糖量を測定する。重量当たりの比較では、ぶどう糖を1とすると、2糖類の麦芽糖でも1、多糖のでんぷんでも1（正確には162/180＝0.9）となる。

2-1 糖質の定性反応

糖質の化学的特徴に基づく数多い定性反応の中で、ここではモーリッシュ反応、フェーリング反応、ヨウ素でんぷん反応を取り上げた。2-2で定量反応として述べる反応も、定性的に使うことができる。

(1) モーリッシュ (Molisch) 反応

原理 （すべての糖に反応）

糖に濃硫酸を作用させるとフルフラール誘導体となり、これがα-ナフトールと結合して赤紫色色素を生成する。この反応はすべての糖質に共通の呈色反応であるが、特にアルドースに鋭敏である。

$$C_6H_{12}O_6 \xrightarrow[-3H_2O]{濃硫酸} \text{オキシメチルフルフラール} + \alpha\text{-ナフトール} \longrightarrow \text{赤紫色色素}$$

試薬

① 5％ α-ナフトール・エタノール溶液：α-ナフトール5gをエタ

ノールに溶解し，100 ml とする。

② 濃硫酸

操 作

❶ サンプル溶液 1 ml に α-ナフトール溶液 2〜3 滴を加えてよく混合する。

❷ 濃硫酸 3 ml を試験管壁を伝わらせて静かに流し込む。

❸ 糖があるときは水層と硫酸の層の間に赤紫色の環ができる[*1]。

*1 試験管を静かに振ると，全体が赤紫色になる。

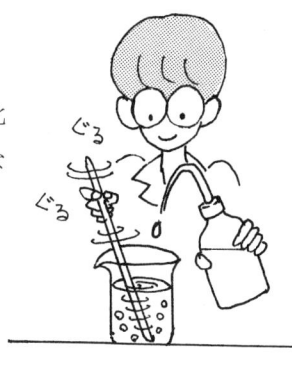

(2) フェーリング（Fehling）反応

原 理（還元糖を検出）

還元糖にフェーリング液を加えて加熱すると，銅が還元されて亜酸化銅（Cu_2O）の赤色沈殿が生じる。糖の種類によって還元の速さが異なる。

$$2\,NaOH + CuSO_4 \longrightarrow Na_2SO_4 + Cu(OH)_2$$

$$Cu(OH)_2 \xrightarrow{還元糖} Cu_2O + 糖の酸化生成物$$

試 薬

① フェーリング A 液：硫酸銅（$CuSO_4 \cdot 5\,H_2O$）69.3 g を蒸留水に溶解し，全量を 1 l とする。

② フェーリング B 液：酒石酸カリウム・ナトリウム（ロッシェル塩）（$KNaC_4H_4O_6 \cdot 4\,H_2O$）346 g と水酸化ナトリウム 100 g を蒸留水に溶解して全量を 1 l とする。

A 液，B 液を使用時に等容混合する。

操 作

❶ フェーリング液（A 液，B 液等容混合）2 ml を試験管にとり，サンプル溶液 0.5 ml を加え混合し，沸騰水浴中で 5 分間加熱する。

❷ 還元糖があるときは亜酸化銅の赤色沈殿を生ずる。糖の量が多いと黄色沈殿となる。しばらく静置して観察する。

(3) フェーリング反応実験例；唾液アミラーゼのでんぷんへの作用

でんぷんに唾液アミラーゼを作用させ，でんぷんが分解されて還元糖が増加していく様子をフェーリング反応によって知る。

試 薬

1 ％でんぷん溶液：可溶性でんぷん 1 g を蒸留水 100 ml に加温溶解する。

器具・装置

恒温水槽（室温でも可）

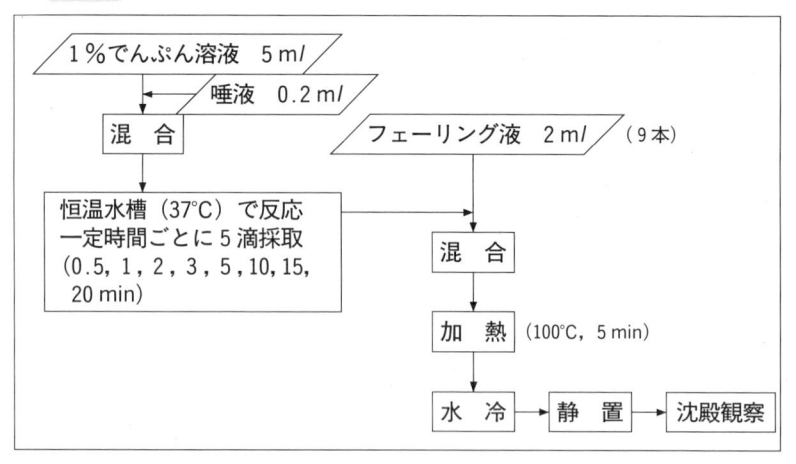

操作

```
    ┌─ 1%でんぷん溶液 5 ml ─┐
    │      ↓ 唾液 0.2 ml    │
    │    ┌─混 合─┐          │    ┌─ フェーリング液 2 ml ─┐ (9本)
    │    ↓       │          │    │                       │
    │  恒温水槽（37℃）で反応  │    │                       │
    │  一定時間ごとに5滴採取   │───→│                       │
    │  (0.5, 1, 2, 3, 5, 10, 15, │  混 合                 │
    │   20 min)               │    ↓                     │
    │                         │  加 熱 (100℃, 5 min)     │
    │                         │    ↓                     │
    │                         │  水 冷 → 静 置 → 沈殿観察 │
```

*1 唾液のとり方：口中をよくすすぎ、ろ紙片を舌下にはさんで口を開くと、自然に唾液が出てくる。これをビーカーに集める。

*2 唾液は粘性があり混ざりにくいので、しっかり混合する。

❶ 唾液を採取する*¹。

❷ 試験管を9本用意し、それぞれにフェーリング液 2 ml を入れておく。

❸ 別の試験管に1%でんぷん溶液 5 ml をとり、37℃の恒温水槽中で温めておく。

❹ ❸に唾液 0.2 ml を加えてよく振り*²、恒温水槽につける。

❺ 30秒後❹の試験管から溶液を5滴とり、フェーリング液の入った試験管に滴下する。

❻ この後は一定時間ごとに（0.5, 1, 2, 3, 5, 10, 15, 20 分）❹の試験管から5滴ずつとり、フェーリング液の入った試験管に順次滴下する。

❼ 同じ試験管1本に唾液の入らないでんぷん溶液5滴を加えたものをブランクとする。9本の試験管を1つにまとめ、沸騰水浴中で5分間加熱後水冷する。

*3 沈殿は試験管の底部にたまるが、観察はしばらく時間をおいて行う（10分以上）。沈殿の量がわかりにくいときは、放置後静かに上清を捨てて観察する。

❽ 試験管の底部にたまる赤色沈殿の量の変化を観察する*³。

❾ 以上の反応経過を、フェーリング反応だけでなく次項で示すヨウ素でんぷん反応（次頁操作❶）も並行して行うと、酵素反応の様子が理解しやすい。

*4 第8章（p.80）にヨウ素でんぷん反応実験例がある。

(4) ヨウ素でんぷん反応*⁴

原理（でんぷんやグリコーゲンで反応）

でんぷん中のアミロースはぶどう糖分子6個で1巻きするらせん状の分子の中にヨウ素を吸着し、青色を呈する。一方、平均鎖長約25のアミロペクチンはヨウ素との結合が弱く、赤紫色を呈する。アミロペクチンよりさらに平均鎖長が短いグリコーゲンは赤褐色を示す。

試薬

ヨウ素溶液：ヨウ化カリウム（KI）2 g を約 30 ml の蒸留水に溶か

し，ヨウ素（I_2）0.2 g を加えて溶解し，全量を 100 ml とする。褐色ビンに保存する。

操 作 （❶または❷を行う）

❶ スライドグラスの上にサンプル溶液（糖濃度 1 ％前後）1 滴をたらし，ヨウ素溶液 1 滴を加えて色の変化を見る*1。

❷ 試験管にサンプル溶液（糖濃度 0.02 ％）3 ml と 5 倍に希釈したヨウ素溶液 3 ml を加え，色調をみる。設備があれば 400～650 nm で吸収曲線を描いてみる*2。

*1　ヨウ素でんぷん反応の呈色

ぶどう糖平均鎖長	呈色
45 以上	青
35～45	紫
20～35	赤紫
12～20	赤褐色
12 以下	無色

*2　アミロースは 650 nm，アミロペクチンは 540 nm，グリコーゲンは 470 nm 付近に吸収極大を持つ。

2-2　糖質の定量反応

糖質の定量には多くの方法があるので，実験の目的によって適切な方法を選択する。ここでは比色法であるフェノール硫酸法と，ソモギー・ネルソン法を取り上げる*3。前者は全糖，後者は還元糖を定量する。

(1) フェノール-硫酸法

原 理　（すべての糖で検出）

糖は強酸で処理すると脱水されてフルフラールまたはその誘導体となる。これらはフェノールと反応し橙黄色に呈色する。この方法では単糖類だけでなく，多糖類・オリゴ糖類も反応中に硫酸で分解されて呈色するので，事前の加水分解なしに全糖を定量できる。色調は数時間安定である。試薬が安価で操作が簡単なこと，たんぱく質共存の影響が少ないことなどが本法の特徴である。

*3　第 11 章（p.105）にグルコースを特異的に定量するグルコースオキシダーゼ法が示されている。

試 薬

① 5 ％フェノール溶液：フェノール 5 g を蒸留水に溶かして 100 ml とする。褐色ビンに入れ，冷蔵庫に保存する。

② 濃硫酸

③ ぶどう糖標準溶液：ぶどう糖 100 mg を正確に秤量し，蒸留水に溶かして 100 ml としたものを原液（1 mg/ml）とする。検量線を描くために適宜（10～80 μg/ml）希釈して用いる。

器具・装置

分光光度計

操 作

❶ サンプル溶液（ぶどう糖として 10～80 μg/ml）1.0 ml と 5 ％フェノール溶液 1.0 ml を試験管にとり，これに濃硫酸 5.0 ml を一気に加える*4。

❷ ただちに試験管をよく振って混合し*5，室温になるまで放置する。

❸ サンプル溶液のかわりに蒸留水 1.0 ml で同様の操作を行ったも

*4　ピペットは濃硫酸が一気に出るように，先端を少し切って太くしておくとよい。自動分注器（下図）を使用するとさらに便利である。

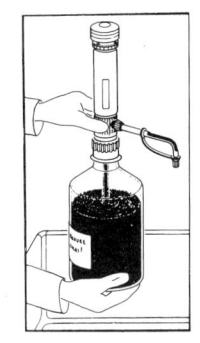

(Hirschmann Laborgeräte 社のカタログより)

*5　濃硫酸を加えると激しく発熱するので注意が必要である。濃硫酸は比重が大きく(1.84)，水層と混ざりにくい。十分混合すること。

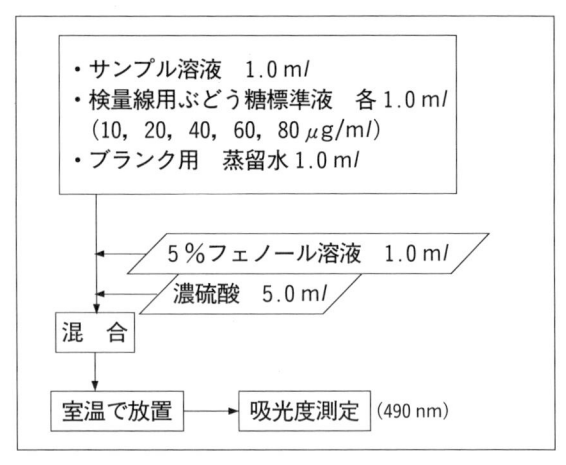

```
・サンプル溶液    1.0 ml
・検量線用ぶどう糖標準液  各1.0 ml
  (10, 20, 40, 60, 80 μg/ml)
・ブランク用  蒸留水 1.0 ml
        ↓
        ←  5％フェノール溶液  1.0 ml
        ←  濃硫酸  5.0 ml
       混 合
        ↓
      室温で放置  →  吸光度測定 (490 nm)
```

のをブランクとして，490 nm で吸光度を測定する。

❹ ぶどう糖標準溶液（1 mg/ml）を希釈して作成したぶどう糖溶液（10〜80 μg/ml の範囲で 5 点程度）を準備し，①〜③の操作を行い，検量線を作成する。

❺ サンプル溶液のぶどう糖濃度を検量線を使って求める。

(2) **フェノール-硫酸法実験例**；肝グリコーゲンの調製と定量

グリコーゲンは動物の貯蔵多糖であり，ほとんどすべての動物細胞に存在するが，とくに肝臓（5〜6 ％）と筋肉（0.5〜1.0 ％）に多く見出される。グリコーゲンの抽出法としては熱アルカリ抽出法，冷トリクロロ酢酸抽出法が知られるが，より自然のままのグリコーゲンを得るには穏和な冷水抽出法が用いられる。ここでは古典的な熱アルカリ抽出法を行い，グリコーゲンをアルコール沈殿法で取り出す。また，動物組織中にはグリコーゲン以外の多糖は存在しないので，フェノール硫酸法を行うことによって，グリコーゲンを定量することができる[*1]。ここでは抽出途中の試料を一部用いてグリコーゲンを定量する。

生物の組織・臓器等からの生体成分の抽出は，生化学・栄養学実験の大切な基本のひとつである。すべて市販の試料を使うのではなく，一度は経験してみたい実験である。

材料・試薬

・グリコーゲンの調製   ・グリコーゲンの定量

① 肝臓[*2]   ① 5％フェノール溶液

② 30％水酸化カリウム（KOH）溶液   ② 濃硫酸

③ エタノール（またはメタノール）

④ エチルエーテル

器具・装置

① 還流冷却器   ② 遠心分離機   ③ 遠沈管

④ 分光光度計

---

*1 アルコール沈殿法ではグリコーゲンのほかに分子量の大きいたんぱく質も一部沈殿してくるので，定量値としてはグリコーゲンの収量よりもフェノール硫酸法での数値の方が正確である。

*2 材料として用いる肝臓は，① 飼育しているマウス，ラットなどの肝臓を摘出したもの，② 精肉店より購入したウシレバー（新鮮なもの）などを用いる。

操 作

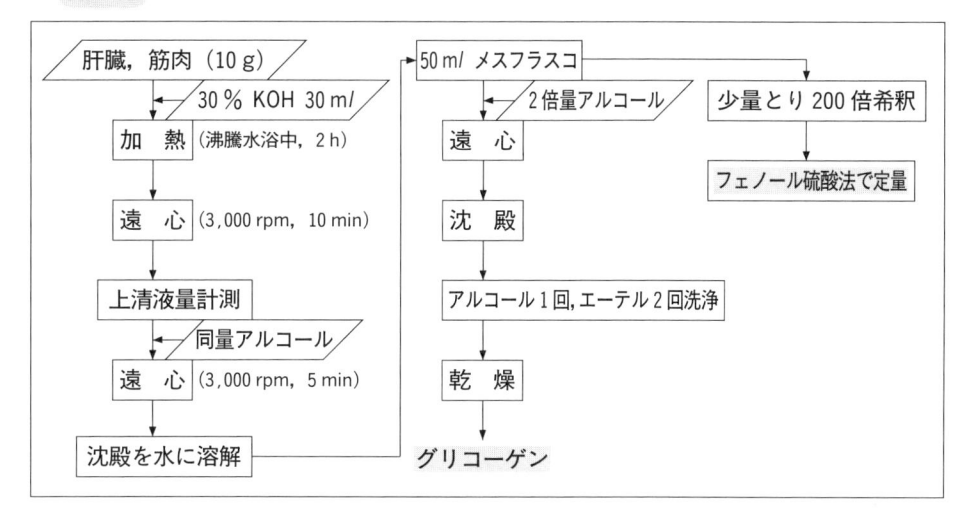

```
肝臓, 筋肉 (10 g)              50 ml メスフラスコ
      ↓←30 % KOH 30 ml          ↓←2倍量アルコール    →少量とり 200 倍希釈
  加 熱 (沸騰水浴中, 2 h)      遠 心                    ↓
      ↓                          ↓                  フェノール硫酸法で定量
  遠 心 (3,000 rpm, 10 min)    沈 殿
      ↓                          ↓
  上清液量計測                 アルコール1回, エーテル2回洗浄
      ↓←同量アルコール          ↓
  遠 心 (3,000 rpm, 5 min)     乾 燥
      ↓                          ↓
  沈殿を水に溶解              グリコーゲン
```

❶ 肝臓 10 g を 100 ml の三角フラスコにとり，30 ％水酸化カリウム溶液 30 ml を加えて沸騰水浴中で 2 時間加熱する*¹。

❷ 冷却後，蒸留水 20 ml を加えて希釈し，次いで不溶物を除くため遠心分離（3,000 rpm, 10 分）にかける。

❸ 上清を静かにメスシリンダーに入れ，液量を計る。

❹ ❸を 200 ml のビーカーに入れ，同量のエタノールを加えるとグリコーゲンが沈殿する*²。

❺ ❹を遠沈管に入れ，遠心分離（3,000 rpm, 5 分）で沈殿を集め，上清を捨てる。

❻ 温水約 20 ml を加えて沈殿を溶かし，これを 50 ml メスフラスコに移して標線まで蒸留水を加える。

❼ ❻の中から一部をピペットでとり，メスフラスコで 100 倍と 200 倍の 2 つの濃度に希釈し，グリコーゲン定量用の試料とする。

❽ メスフラスコの中身をふたたびビーカーに移し，100 ml のエタノールを加えてグリコーゲンを沈殿させ，遠心分離後，遠沈管内でエタノール，エーテル*³（2回）で沈殿を【懸濁→遠心】を繰り返して洗浄し，最後にエーテルを捨てて風乾し，重量を測定する。

❾ ❼をフェノール硫酸法で定量する。すなわち，希釈した定量用の溶液 1.0 ml に 5 ％フェノール溶液 1.0 ml を加え，濃硫酸 5.0 ml を一気に加えて発色させ，前頁の方法でぶどう糖量を測定する。

計 算

グリコーゲン量は次の式から求める。

$$\text{グリコーゲン含量（\%）} = \frac{A \times 200 \times 50}{S \times 10^6} \times 0.9 \times 100$$

*1 三角フラスコには還流冷却器（下図），またはゴム栓をつけた長い（1 m）ガラス管をつける。

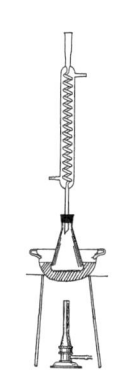

*2 沈殿が生じにくいときは，塩化カルシウム飽和溶液を 2～3 滴滴下する。

*3 エーテルは揮発性が強く引火性で，有機溶媒の中でも特に危険なので，火気には十分注意する。

A：検量線から求めたぶどう糖濃度（μg/ml）
200：希釈倍率(200 倍の時)　50：メスフラスコ容量(ml)
S：肝臓重量(g)　0.9：グリコーゲン換算係数(162/180)

---肝グリコーゲンの量---
　肝臓グリコーゲンは多いときで肝臓重量の 5～6％を占める。先の実験の結果ではどんな値がでたのだろうか？　その値をもとに，肝グリコーゲンの役割，動物のと殺時の栄養状態について考えてみよう。

(3) ソモギー・ネルソン（Somogyi-Nelson）法

原　理

　還元糖の定量法としてよく知られる滴定法のソモギー法を比色で行うよう改変したものである。糖と銅（ソモギー）試薬の反応で生じた亜酸化銅（Cu_2O）を硫酸酸性下でモリブデン酸塩と反応させ，生じたモリブデンブルーを比色する方法である。遊離還元基数と Cu_2O 生成量が相対するので，多糖類・オリゴ糖の全糖定量には事前の加水分解が必要である。

試　薬

①　ソモギー試薬：無水炭酸ナトリウム（Na_2CO_3）24 g，酒石酸カリウムナトリウム 12 g を 250 ml の蒸留水に溶かす。これにあらかじめ 4 g の硫酸銅を 40 ml の蒸留水に溶かしたものを加え，この液に炭酸水素ナトリウム（$NaHCO_3$）16 g を加えて溶かす。一方，無水硫酸ナトリウム（Na_2SO_4）180 g を熱水 500 ml に溶かし，さらに加熱して溶存している空気を追い出す。放冷後上述の液と混ぜ，蒸留水を加えて 1 l とする。褐色ビンに入れて，常温で保存する[*1]。

②　ネルソン試薬：モリブデン酸アンモニウム（$(NH_4)_6Mo_7O_{24} \cdot 4H_2O$）25 g を 450 ml の蒸留水に溶かし，これに濃硫酸 21.0 ml を徐々に加え，さらにヒ酸水素二ナトリウム（$Na_2HAsO_4 \cdot 7H_2O$）3 g を 25 ml の蒸留水に溶かした液を加え，蒸留水を加えて 1 l とする。褐色ビンに入れ，1～2 日放置した後使用する。

③　ぶどう糖標準溶液（1 mg/1 ml）：フェノール-硫酸法の項と同じ。

器具・装置

分光光度計

操　作

❶　試験管にサンプル溶液（ぶどう糖として 10～100 μg/ml）1.0 ml とソモギー試薬 1.0 ml を入れ混和後，沸騰水浴中で 10 分間加熱する。

*1　数日放置後沈殿が生じていたら，ろ過した後に使用する。

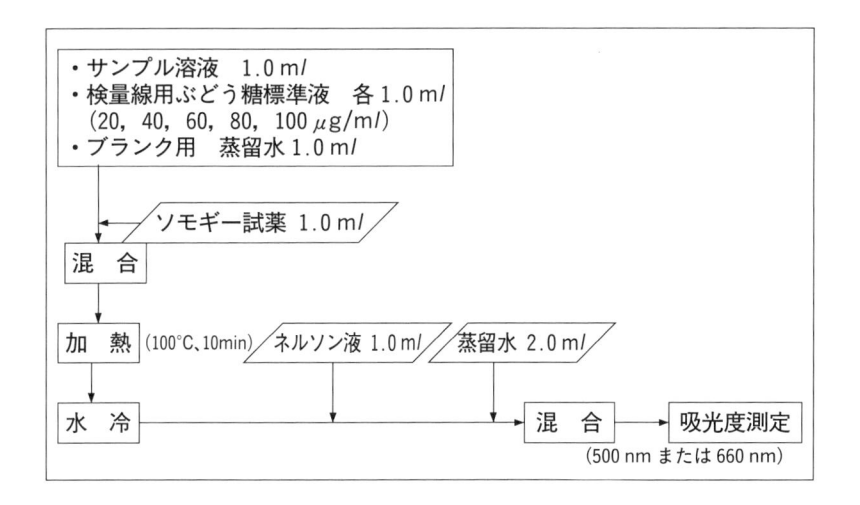

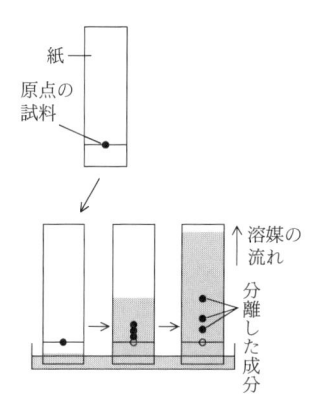

```
┌─────────────────────────────────────────────────┐
│ ・サンプル溶液  1.0 ml                          │
│ ・検量線用ぶどう糖標準液 各 1.0 ml              │
│  （20, 40, 60, 80, 100 μg/ml）                  │
│ ・ブランク用 蒸留水 1.0 ml                      │
│         │   ╱ソモギー試薬 1.0 ml╱              │
│         ▼ ◄─                                    │
│        混 合                                     │
│         │                                        │
│         ▼                                        │
│        加 熱 (100℃、10min) ╱ネルソン液 1.0 ml╱ ╱蒸留水 2.0 ml╱ │
│         │                       │              │  │
│         ▼                       ▼              ▼  │
│        水 冷  ──────────────►  混 合 ──► 吸光度測定  │
│                                        (500 nm または 660 nm) │
└─────────────────────────────────────────────────┘

❷ 試験管を直ちに水につけ冷却後，ネルソン試薬 1.0 ml を加えて $Cu_2O$ を溶かし発色させ，蒸留水 2.0 ml を加えてよく混和する[*1]。

❸ サンプル溶液のかわりに蒸留水 1.0 ml で同様の操作を行ったものをブランクとして，500 nm（または 660 nm）で吸光度を測定する。

❹ ぶどう糖標準液を希釈して作成したぶどう糖溶液（10～100 μg/ml の範囲で5点程度）を準備し，❶～❸の操作を行い，検量線を作成する。

❺ 試料溶液のぶどう糖濃度を検量線から求める。

## 2-3 糖質の同定

### (1) 糖質のペーパークロマトグラフィー（PPC）

試料中にどのような糖質が含まれているかを知るには，PPC が手軽である。糖質の分析には液体クロマトグラフィー（HPLC）やガスクロマトグラフィー（GLC）などの機器分析が主流であるが，特別な設備がいらず，クロマトグラフィーの原理が理解できるペーパークロマトグラフィーは学生実験に適している。（1-11 クロマトグラフィーの原理参照）

#### 原 理

ろ紙を固定相として用いる液体クロマトグラフィーである。スポットした溶質は，ろ紙に保持された水（極性大）と展開溶媒に用いる有機溶媒（極性小）との間に分配される。複数の成分があるときは，性質の差によってろ紙の上を違った速度で移動する[*2]。

#### 装置など

① ろ紙と展開容器：ろ紙は東洋ろ紙の No.50（または 51, 51 A）を用いる。目的に合った大きさのろ紙と，それが入る密閉容器を用意する。大きなインスタントコーヒーの空きびん（8.5×21 cm）を利用で

[*1] $Cu_2O$ が完全に溶解するまで，試験管をよく振る。

[*2] ペーパークロマトグラフィーによる小分子の分離

（B.Alberts ら著，中村桂子ら監訳，『細胞の分子生物学第3版』，1995）
```

きるが，このときはろ紙を 18×18 cm のサイズに切る。試料をスポット後，両端をまるめて糸で留め（ホチキスは不適）展開容器に入れる*1。

試　薬

① 展開溶媒：さまざまな組成の展開溶媒が用いられているが，単糖や二糖の分離には n-ブタノール：酢酸：水＝4：1：5（上層）などがよく使われる。オリゴ糖類の分離には n-ブタノール：ピリジン：水＝6：4：3 がよく用いられる*2。

② 検出試薬：糖の検出試薬としてはアニリン-フタル酸試薬など芳香族アミンや窒素化合物が広く用いられるが，ここでは還元糖の検出法で感度の高い硝酸銀試薬による方法を示した。

硝酸銀試薬：

・A液（硝酸銀・アセトン溶液）：飽和硝酸銀溶液 10 ml にアセトンを加え 2 l とし，生じた白色沈殿が溶解するまで少量の蒸留水を加える。

・B液（水酸化ナトリウム・メタノール溶液）：8 g の水酸化ナトリウムを蒸留水に溶解して 20 ml とし，これにメタノールを加えて 2 l とする。

・C液（定着液）：チオ硫酸ナトリウム($Na_2S_2O_3 \cdot 5H_2O$) 480 g，重亜硫酸ナトリウム($NaHSO_3$) 20 g，亜硫酸ナトリウム(Na_2SO_3) 50 g を蒸留水に溶解して 2 l とする。

操　作 *3

❶ ろ紙への試料の添加（スポット）：ろ紙下端から 2～3 cm の距離に線を引き，線上に約 2 cm 間隔で印をつける。細いガラスのキャピラリーにサンプル液を吸い込ませ，ろ紙にその先端をつけてスポットすると，サンプル液はろ紙上に円状に吸い込まれる。このとき円が大きすぎるとクロマト上での糖の分離が悪くなるので，直径は 5 mm 以内とするのが良い。サンプルの濃度が薄いときはドライヤーをあてて乾燥しながら重ねてスポットする。

❷ 展開：容器に約 1 cm の高さまで展開溶媒を入れ，スポットしたろ紙を入れてきっちりふたをする。このときろ紙が容器壁につかないように注意する。溶媒がろ紙の上端付近まで上がったら取り出し，風乾する*4,*5。

❸ 発色の方法（硝酸銀試薬）：ろ紙をA液に浸して風乾後，B液に浸すと黒褐色のスポットが現れる。次いでC液に浸しバックの色が抜けたら，流水に浸し 30 分～1 時間水洗し乾燥する。

❹ R_f 値の測定：

---

*1　このときろ紙の端が重ならないように注意する。重なると試料がまっすぐ上がらない。

*2　ペーパークロマトグラフィーでよく使われる展開溶媒（例）

展開溶媒	混合比
n-ブタノール：酢酸：水	4：1：5（上層）
n-ブタノール：酢酸：水	10：1：2
酢酸エチル：酢酸：水	3：1：3
酢酸エチル：ピリジン：水	8：2：1
n-ブタノール：ピリジン：水	6：4：3
n-プロパノール：水	7：3

*3　ペーパークロマトグラフィーの手順

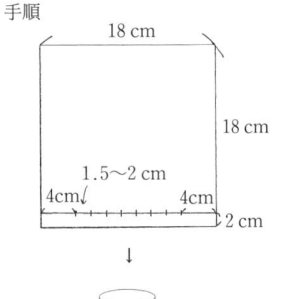

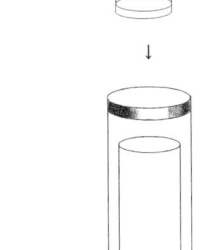

*4　コーヒーの空き瓶を用いる方法では 1 回の展開に室温で 6～7 時間かかるが，40℃～60℃の恒温器に容器ごと入れると時間を大幅に短縮できる。

*5　1 回の展開で物質の上昇距離が短い時はろ紙を風乾させた後，ふたたび展開溶媒に入れることを繰り返す多重展開を行うとよい。

$$R_\mathrm{f} = \frac{\text{原点から移動した溶質中心までの距離}}{\text{原点から溶媒の移動先端までの距離}} = \frac{b}{a}$$

を測定し，標準糖と比較する[*1]。

(2) ペーパークロマトグラフィー実験例：さつまいも β-アミラーゼの
でんぷんへの作用

さつまいも搾汁中の β-アミラーゼをでんぷんに作用させ，その生成物をPPCで調べる[*2]。

材料・試薬

・さつまいも β-アミラーゼ
① さつまいも
② 1％でんぷん溶液[*3]：可溶性でんぷん1gを蒸留水100mlに加温溶解する。
③ PPC用標準糖：ぶどう糖，果糖，麦芽糖，しょ糖などの1％溶液
・PPC
① n-ブタノール：酢酸：水＝4：1：5（上層）

器具・装置

① 冷却遠心機　　② 恒温水槽　　③ PPC用展開容器

操 作

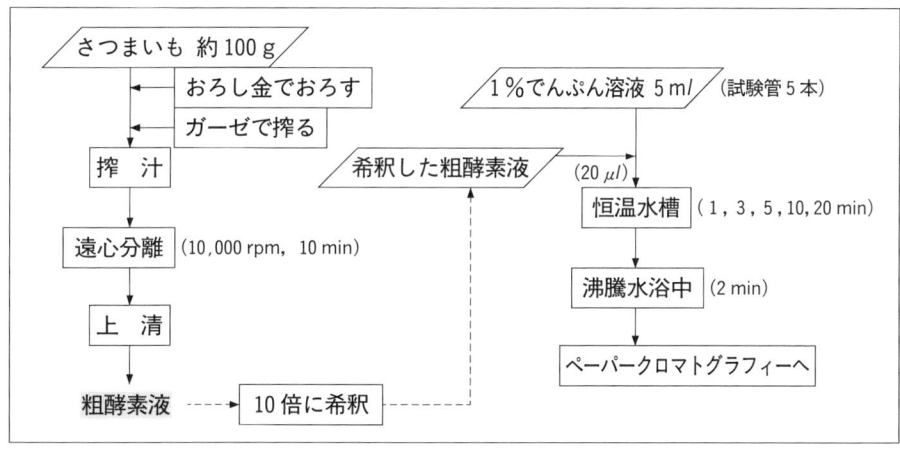

❶ さつまいも（約100g）を洗い，皮を厚くむき，おろし金でおろす。これをガーゼで搾る[*4]。

❷ 搾汁を冷却遠心機にかけ（10,000 r.p.m, 10分間），でんぷんを沈殿させて除く。

❸ ビーカーに上清を静かにあけ（粗酵素液），その一部を10倍に希釈する。

❹ 試験管5本に1％でんぷん溶液5mlをとり，37℃の恒温水槽で温めておく。

*1 PPCでの R_f 値
① n-ブタノール：酢酸：水＝4：1：5（上層）
② n-ブタノール：ピリジン：水＝6：4：3

糖	R_f 値 ①	②
ぶどう糖	0.18	0.42
果糖	0.23	0.50
マンノース	0.20	0.48
ガラクトース	0.16	0.37
キシロース	0.28	0.56
アラビノース	0.21	0.48
麦芽糖	0.11	0.28
しょ糖	0.14	0.35
乳糖	0.09	0.22

*2 β-アミラーゼはでんぷんに作用し，非還元末端から麦芽糖単位で切断する酵素。サツマイモ，ダイコン，麦芽などに含まれる。

*3 酵素反応なので緩衝液を用いた方がよいが，塩類があるとPPCを行うには脱塩操作が必要になるので，ここでは水を用いた。十分満足できる結果が得られる。

*4 酵素を扱うので，以下の操作は氷冷下で行う。

❺ ❹の試験管に❸の希釈した粗酵素液をマイクロピペットで 20 μl ずつ加え，恒温水槽で 1，3，5，10，20 分間反応させる。

❻ 上記の時間反応後，ただちに沸騰水浴中で 2 分間加熱し，酵素を失活させる。

❼ 標準糖と並べて，ペーパークロマトグラフィーに供する。

3 脂質の定性・定量法

　栄養素としての脂質の働きは，熱量素としての機能，必須脂肪酸の供給，生体膜の構成成分など広範囲に及んでいる。ここでは，生化学・栄養学の分野で代表的な脂質を選び，その性質について学ぶ。

　生体試料や食品材料などに含まれる脂質は，他の物質と共存し，結合していることが多いため，定性実験を行なうには脂質を抽出・分離する必要がある。定量実験としては，細胞膜の構成成分であるレシチンと，ステロイドホルモンや胆汁酸の前駆体であるコレステロールを卵黄から分離，定量する。

3-1 脂質の定性反応

(1) **グリセリンの反応**：アクロレイン（acrolein）の生成

原　理

　グリセリンを含む試料に，脱水剤である硫酸水素カリウムを加えて加熱を続けると，アクロレイン（$CH_2=CH-CHO$）を生成する。

$$\begin{array}{c} CH_2OH \\ | \\ CHOH \\ | \\ CH_2OH \end{array} \xrightarrow[215\sim230°C]{-2\,H_2O} CH_2=CH-CHO$$

中性脂肪（トリアシルグリセロール）やリン脂質などでもアクロレインが生成するので，グリセリンを含む化合物であることがわかる。

試　薬

① 硫酸水素カリウム（$KHSO_4$）

② アンモニア性硝酸銀試験紙：0.2 M 硝酸銀（$AgNO_3$）に 2 M アンモニア水を滴下し，生成した沈殿が再び溶けるまで加える。この溶液で湿したろ紙を試験紙とする。

操作

❶ 試験管（または蒸発皿）に少量の油脂を入れる。

❷ 約 0.5〜1 g の硫酸水素カリウムを加えてよく混和したのち，加熱を続ける。

❸ アクロレインの刺激臭を生ずる。

❹ 管口に試験紙をあてると，アンモニア性硝酸銀溶液はアクロレインにより還元されて銀を生じ，試験紙は黒変する。

（試験紙は黒変する。）

(2) 不飽和脂肪酸[*1]の反応：ヨウ素の付加

原理

不飽和脂肪酸の二重結合へヨウ素が付加することにより，その色は退色する。

$$-CH=CH- + I_2 \longrightarrow -\underset{I}{C}H-\underset{I}{C}H-$$

油脂の不飽和の程度を表すヨウ素価は，この反応を利用して求められる。

試薬

① クロロホルム

② ヨウ素溶液：ヨウ素（I_2）12.5 g および塩化第二水銀（$HgCl_2$）15 g を各々 250 ml の 95％エタノールに溶かし，混和した後，1 日おいて使用する。

操作

❶ 油脂約 0.1 g を試験管にとり，クロロホルム 4 ml を加えてよく溶かす。

❷ ヨウ素溶液を 1 滴添加する。褐色が消えたら，さらに 1 滴加えて確認する。

❸ ヨウ素の褐色が消滅する。

(3) 油脂のケン化

原理

中性脂肪は水酸化カリウムにより，グリセリンと水溶性の脂肪酸カリウム塩（石けん）にケン化される。

$$\begin{array}{l}CH_2O \cdot OCR \\ CHO \cdot OCR \\ CH_2O \cdot OCR\end{array} + 3\,KOH \longrightarrow \begin{array}{l}CH_2OH \\ CHOH \\ CH_2OH\end{array} + 3\,R \cdot COOK$$

試薬

5％メタノールカリ溶液：水酸化カリウム（KOH）0.5 g をごく少量

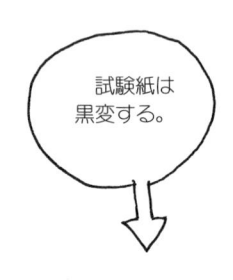

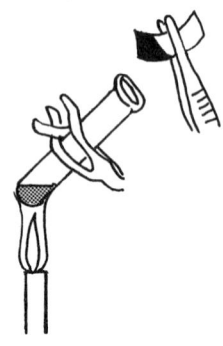

[*1] 不飽和脂肪酸は融点が低いため，これを含む細胞膜に流動性を与えている。

の水に溶かし，メタノールを加えて 10 ml とする。

操 作

❶ 油脂約 1 g を三角フラスコにとり，5 ％メタノールカリ溶液 10 ml を加える。

❹ 還流冷却管を立て，20～30 分間湯浴上で加熱する。

❺ 少量の反応液を試験管にとり，温湯を加えて透明な溶液となればケン化が完了している。

(4) レシチン（Lecithin）[*1]の反応

1) レシチンのアルカリ分解反応

試 薬

50 ％水酸化カリウム水溶液

操 作

❶ 試験管に少量（約 0.1 g 程度）のレシチンをとる。

❷ 50 ％水酸化カリウム水溶液 1 ml を加えて，直火で加熱する。

❸ トリメチルアミン〔$N(CH_3)_3$〕の悪臭を発する。

2) 塩化カドミウムによる沈殿反応

試 薬

① メタノール

② 1 ％塩化カドミウム（$CdCl_2$）水溶液

操 作

❶ レシチンをメタノールに溶かす。

❷ この溶液 3 ml に，1 ％塩化カドミウム水溶液 2～3 滴を加えると沈殿を生ずる。

(5) コレステロール（Cholesterol）[*2]の反応

1) リーベルマン・ブルヒアルト（Liebermann-Burchard）反応

試 薬

① クロロホルム

② 無水酢酸〔$(CH_3CO)_2O$〕

③ 濃硫酸（H_2SO_4）

操 作

❶ コレステロールのクロロホルム溶液を試験管にとり，無水酢酸 2 滴を管壁にそって静かに加える。

❷ つづいて濃硫酸 1 滴を静かに入れる。

❸ 淡紅→紫→青緑色と変わる。

*1 リン脂質の一種。分子内に親水基と疎水基をもつため界面活性を示す。ホスファチジルコリンともいう。

*2 細胞膜成分であるほか，ステロイドホルモン，胆汁酸など，重要な生理機能をもつ化合物の出発物質である。血液中のコレステロール含量が高い高脂血症は，動脈硬化の原因となる。

2) サルコフスキー（Salkowski）反応[*1]

試　薬

① クロロホルム
② 濃硫酸

操　作

❶ コレステロール 0.02〜0.03 g をクロロホルムに溶かした溶液 1 ml を試験管にとる。

❷ 同容量の濃硫酸を入れて振とうする。

❸ ステロール類の存在によりクロロホルム層（上層）は血赤色，ついで桜色または紫色となり，硫酸層（下層）は緑色蛍光を放つ。

❹ 蛍光については，紫外線鑑別器（波長 3650 Å）で調べる。

[*1] リーベルマン・ブルヒアルト反応およびサルコフスキー反応はテルペン（terpene）系樹脂を含むときにも現われる反応である。

3-2　脂質の定量反応

脂質の混合物を，各種の溶媒に対する溶解度の違いによって分画する。この方法は，ある特定の脂質群を比較的簡単に分離するには有用である。より精密な分画には，カラムクロマトグラフィーを用いる。

(1) 卵黄中のレシチンの分離および定量

試　薬

① アセトン（CH_3COCH_3）
② 95％エタノール
③ 石油エーテル

操　作

❶ 卵黄 1 個[*2]とアセトン 40 ml をよく混ぜ，数時間放置する。

❷ 全液を遠心分離し，残渣と上澄液[*3]に分ける。

❸ 残渣をアセトン 20 ml ずつでさらに 2 回洗い，脂肪や色素などを取り除く。除去したアセトンは，❷の上澄液と合わせる。

❹ 次に残渣に 95％エタノール 40 ml を加え，数時間放置してレシチンを溶出し，エタノール可溶性画分を得る[*4]。

❺ さらに各 200 ml の 95％エタノールで溶出を 2 回繰り返し，全エタノール溶出液を合わせる。

❻ 二酸化炭素気流下，45℃の湯浴中で溶媒のエタノールを減圧除去すると，粗レシチンが得られる。

❼ これに石油エーテル 20 ml を加えて溶かし，不溶性画分をろ別する。

❽ ろ液に 3 倍量のアセトンを加えるとレシチンが沈殿する。

❾ 上澄液を除去し，さらにアセトンで洗浄する。二酸化炭素気流中

[*2] 重量を測定しておく。

[*3] 上澄液（アセトン可溶性画分）は，コレステロール抽出に用いる。

[*4] エタノール不溶性画分についてエーテル抽出を行ない，得られたエーテル抽出液を減圧下に濃縮したのちアセトンを加えるとセファリンが沈殿する。この沈殿をアセトンで洗浄したのちレシチンと同様に処理すると，精製されたセファリンが得られる。

でアセトンを減圧除去するとレシチンが得られる。最初の卵黄量に対する収量を求める。

(2) 卵黄中のステロール類の分離および検出

試薬
① 水酸化カリウム
② アセトン
③ エーテル

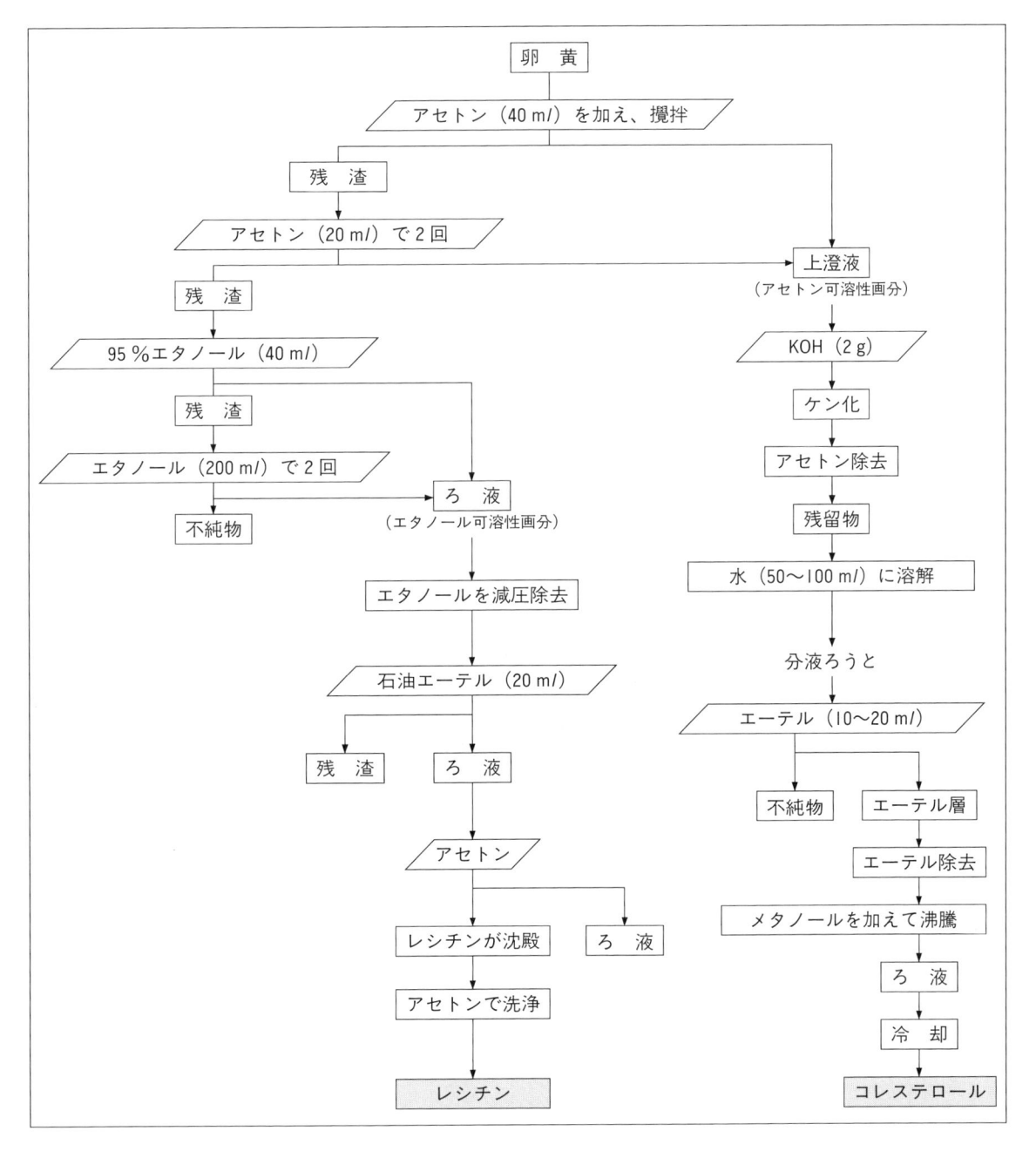

```
                        卵 黄
                          │
              アセトン（40 ml）を加え、攪拌
                 ┌────────┴────────┐
               残 渣              上澄液
                 │            （アセトン可溶性画分）
         アセトン（20 ml）で2回          │
                 │                KOH（2 g）
               残 渣                   │
                 │                  ケン化
         95％エタノール（40 ml）           │
                 │               アセトン除去
               残 渣                   │
                 │                 残留物
         エタノール（200 ml）で2回          │
             │         │        水（50～100 ml）に溶解
          不純物      ろ 液             │
                 （エタノール可溶性画分）   分液ろうと
                     │                 │
              エタノールを減圧除去      エーテル（10～20 ml）
                     │              ┌──┴──┐
              石油エーテル（20 ml）  不純物  エーテル層
                 ┌───┴───┐                │
               残 渣    ろ 液           エーテル除去
                         │                │
                      アセトン        メタノールを加えて沸騰
                    ┌───┴───┐              │
              レシチンが沈殿  ろ 液       ろ 液
                     │                    │
                アセトンで洗浄             冷 却
                     │                    │
                  レシチン             コレステロール
```

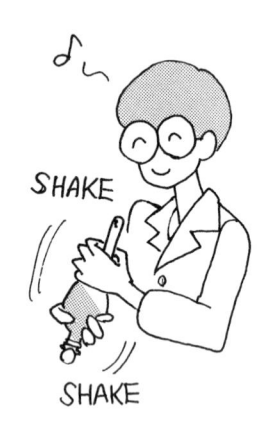

④　メタノール

操作

❶　上記(1)❸で得た卵黄のアセトン可溶性画分に，水酸化カリウム 2 g を少量の水に溶かして加え，還流冷却管（p.17）をつけて湯浴上で 30 分間沸騰させる（ケン化）。

❷　ケン化が完了したらアセトンを除去する。

❸　残留物を水 50～100 ml に溶かして分液ろ斗に移し，エーテル 10～20 ml を加えて抽出を行なう。エーテル層には不ケン化物が移行する。

❹　エーテル除去後，不ケン化物にメタノール少量を加えて沸騰させ，熱時ろ紙でろ過する。

❺　ろ液を冷やすとコレステロールの結晶が析出する。乾燥後，結晶の重量を測定する。

4 たんぱく質・アミノ酸の定性・定量法

　生体を構成するたんぱく質は，種類が多く，その働きは多様である。筋肉，臓器，組織，血液等の構成成分である他にも，酵素，ホルモン，免疫成分などとして，生体内で重要な役割を担っている。たんぱく質はアミノ酸がペプチド結合した高分子化合物であるが，たんぱく質を構成するアミノ酸は約20種にすぎない。ここでは，たんぱく質やアミノ酸に共通な定性反応，たんぱく質を構成する各アミノ酸に固有の定性反応を実施する。また，生体試料中や分離精製過程におけるたんぱく質の定量方法，薄層クロマトグラフィーを用いたアミノ酸の分離・同定について学ぶ。

4-1 たんぱく質・アミノ酸の定性反応

(1) たんぱく質の凝固・沈殿反応

　たんぱく質は両性電解質で親水性があるが，等電点付近[*1]では溶解度が低下するほか，濃厚塩類や有機溶媒などによっても沈殿する。また，酸，熱，その他によってたんぱく質の変性（二次構造，三次構造の変化）による凝固や沈殿を生じる。

　1) 凝固反応

　① 熱凝固：たんぱく質溶液を煮沸すると，凝固する。この凝固反応は，加熱前に酸を添加し，pHを等電点付近にしておくと促進される。冷却しても溶解せず，一般に不可逆的である。

　② 酸凝固：たんぱく質溶液に，塩酸，硫酸，硝酸などの強酸を滴下すると凝固する。ゼラチンは凝固しない。

　2) 沈殿反応

　① 有機溶媒による沈殿：たんぱく質溶液に水と混合可能な有機溶媒（アルコールやアセトンなど）を加えると沈殿する。

*1　一般にpH 4.5〜6.5の範囲

② 重金属塩：たんぱく質溶液に水銀，銀，銅，鉄，鉛，亜鉛などの塩類溶液を加えると沈殿する。

③ 塩析：たんぱく質溶液に濃厚塩類溶液を加えると沈殿することを塩析という。一般に，硫酸アンモニウム（硫安）がよく用いられる。

この操作ではたんぱく質は変性しないので，分離精製に使われる。

④ 有機沈殿試薬：タンニン酸，ピクリン酸，スルホサリチル酸，トリクロロ酢酸，メタリン酸などの溶液をたんぱく質溶液に滴下すると，沈殿する。

(2) たんぱく質に共通な呈色反応
1) ビウレット（Biuret）反応
　原　理

2つ以上のカルバモイル基（$-CONH_2$）をもつ化合物の反応で，たんぱく質はペプチド結合（$-CO-NH-$）をもつためこの反応がおこる。たんぱく質溶液に水酸化ナトリウム溶液と硫酸銅溶液を加えると $Cu(OH)_2$ を生じ，これがたんぱく質と反応して紫色を呈する。

　試　薬

① 10％水酸化ナトリウム（NaOH）溶液

② 1％硫酸銅（$CuSO_4$）溶液

　操　作

❶ たんぱく質溶液1 ml に等量の10％水酸化ナトリウム溶液を加え，これに1％硫酸銅溶液1〜2滴を加える。

❷ 赤紫色を呈する。

❸ 硫酸銅の量により，赤→赤紫→紫青色（10滴）と変化する。

(3) アミノ酸に共通な呈色反応
1) ニンヒドリン（Ninhydrine）反応
　原　理

α-アミノ酸やペプチドにニンヒドリンが作用すると青紫色の呈色物質を生ずる。その色調はアミノ酸の種類によって異なる。この反応は感度が高く，非常に微量でも反応する。

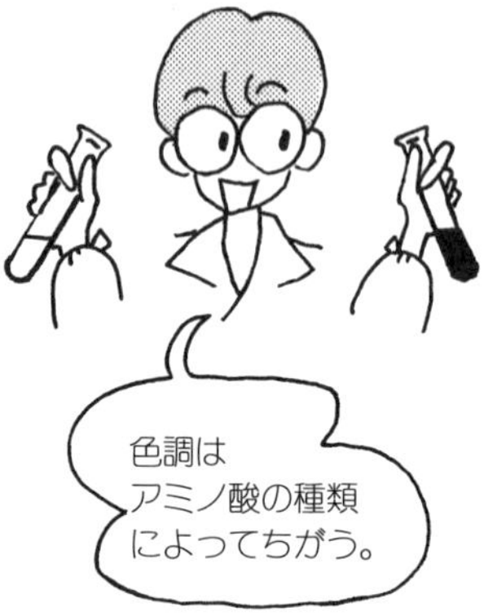

　試　薬

① 1％ニンヒドリン溶液

　操　作

❶ アミノ酸溶液（pH 4〜8 のこと）1 ml に新鮮な1％ニンヒドリン溶液1滴を加える

❷ 2〜3分間，沸騰浴中で煮沸して放置する。

色調はアミノ酸の種類によってちがう。

❸ 赤紫色または青色[*1]になる。

*1 プロリン (proline) は黄色, ヒドロキシプロリン (hydroxyproline) は橙色

(4) アミノ酸固有の反応

1) 坂口反応

グアニジン基〔$(NH_2)_2-C(NH)-$〕をもつアルギニンの反応

試　薬

① 10％水酸化ナトリウム溶液
② 0.1％ α-ナフトールの70％エタノール溶液
③ 5％次亜塩素酸ナトリウム（NaOCl）水溶液（用時調製）

操　作

❶ サンプル溶液1 mlに10％水酸化ナトリウム溶液1 mlを加えて強アルカリ性とする。

❷ α-ナフトール溶液を2〜3滴加え，3分間氷冷する。

❸ 次亜塩素酸ナトリウム水溶液を数滴加える。

❹ 赤色となる。

2) フォゲス・プロスカウエル (Voges-Proskauer)[*2]反応

アルギニンの反応

*2 ジアセチル (diacetyl) 反応ともいう。

試　薬

① 5％水酸化ナトリウム溶液
② 1％ジアセチル（$CH_3COCOCH_3$）溶液

操　作

❶ サンプル溶液1 mlに5％水酸化ナトリウム溶液を2〜3滴加えてアルカリ性とする。

❷ 1％ジアセチル溶液を1滴加える。

❸ 淡紅色を呈する（緑色蛍光がある）。経時的に変化するので，10分間の変化を観察する[*3]。

*3 この反応は微量の α-ナフトールを加えておくと感度が著しく向上する。

3) ジアゾ (Diazo) 反応

ヒスチジン，チロシンの反応

試　薬

① ジアゾ試薬：0.1％スルファニル酸の0.1 M塩酸溶液と5％亜硝酸ナトリウム（$NaNO_2$）溶液を，使用直前に氷冷しつつ等量混和する。
② 10％炭酸ナトリウム（Na_2CO_3）溶液

操　作

❶ サンプル溶液を1 mlとって氷冷する。

❷ ジアゾ試薬1 mlを加える。

❸ 1〜2分後，10％炭酸ナトリウム溶液1 mlを加え，アルカリ性にする。

❹ 橙色になる。

4) ミロン (Millon) 反応

オルソに置換のないフェノール核のあるアミノ酸の反応。トリプトファン，ヒスチジン，チロシン，またはこれを含むペプチドが反応する。

試　薬

ミロン試薬：水銀 20 g を濃硝酸 40 ml に加熱しつつ徐々に溶かす。冷却後，2倍量の水を加えて希釈する。長期保存したものは 2％亜硝酸ナトリウム溶液を数滴加えて用いる。

操　作

❶ サンプル溶液 1 ml にミロン試薬を 2〜3 滴加える。

❷ 白沈を生ずる。液の pH によっては白沈しないときもあるので，標準液でその様子や色調を見ておく。

❸ 60〜70℃に加温すると橙黄色となる。

5) キサントプロテイン (Xanthoprotein) 反応

チロシン，トリプトファンなどの芳香核をもったアミノ酸がニトロ化されておこる反応

試　薬

① 濃硝酸

② 濃アンモニア水

操　作

❶ サンプル溶液 1 ml に濃硝酸 0.5 ml を加えると白沈を生じ（液の pH によっては白沈しないことがある），湯浴上で数分間加熱すると黄色になる。

❷ 冷却後，濃アンモニア水 1 ml を加えると橙黄色となる。

6) アダムキービッツ (Adamkiewitz)[*1]反応

インドール核をもつトリプトファン特有の反応

試　薬

① 氷酢酸

② 濃硫酸

操　作

❶ サンプル溶液 0.5 ml に氷酢酸 2 ml を加える。

❷ 濃硫酸 1 ml を管壁にそって静かに加える。

❸ 両液の界面に赤紫色（または緑黄色）の色環ができる。

❹ 混合すれば全体が美しい赤紫色になる。

7) 硫化鉛反応

シスチン，システインの反応

[*1] ホプキンス・コール (Hopkins-Cole) 反応はこの変法である。

試　薬
① 40％水酸化ナトリウム水溶液
② 10％酢酸鉛溶液

操　作
❶ サンプル溶液 1 ml に 40％水酸化ナトリウム水溶液 1 ml を加える。
❷ 10％酢酸鉛溶液を 1 滴加える。
❸ 湯浴上で 5〜10 分間加温すると灰黒色または黒色となる。

4-2　たんぱく質の定量反応

サンプルの総窒素量を求める場合は，ケルダール（Kjeldahl）法によりサンプルを酸化，還元，分解し，アンモニアとして定量する。生体試料中のたんぱく質や分離精製過程におけるたんぱく質の定量には，たんぱく質共通の構造や性質に基づいた方法を用いる場合が多い。代表的な定量法のうち，よく用いられる Lowry 法，色素結合法，紫外吸光法を示す。

(1) Lowry 法

原　理
たんぱく質中のチロシン，トリプトファン，システインは，アルカリ性でフェノール試薬と反応し，モリブデン酸，タングステン酸，リン酸からなる化合物を還元する。これにビウレット反応を組み合わせた[*1]ものが Lowry 法で，生化学領域では，たんぱく質の微量呈色反応としてよく用いられる。

[*1] 組み合わせることにより，発色効果が強く表れる

試　薬
① 試薬 A：2％炭酸ナトリウム（Na_2CO_3）の 0.1 M 水酸化ナトリウム溶液
② 試薬 B：0.5％硫酸銅（$CuSO_4 \cdot 5H_2O$）の 1％酒石酸ナトリウム（または酒石酸カリウム）溶液
③ フェノール試薬：市販品を脱イオン水で 2 倍希釈する。
④ 標準たんぱく質：仔ウシ血清アルブミン（BSA）

操　作
❶ 試薬 A と試薬 B を 50：1 の割合で混合し，アルカリ性銅溶液を作成する[*2]。
❷ サンプル 0.1 ml（たんぱく質量として 5〜50 μg）にアルカリ性銅溶液 1 ml を加え，室温で 10 分間放置する。
❸ 希釈したフェノール試薬を 0.1 ml 加え，室温で 30 分放置する。

[*2] 1 日経過したものは使用しない。

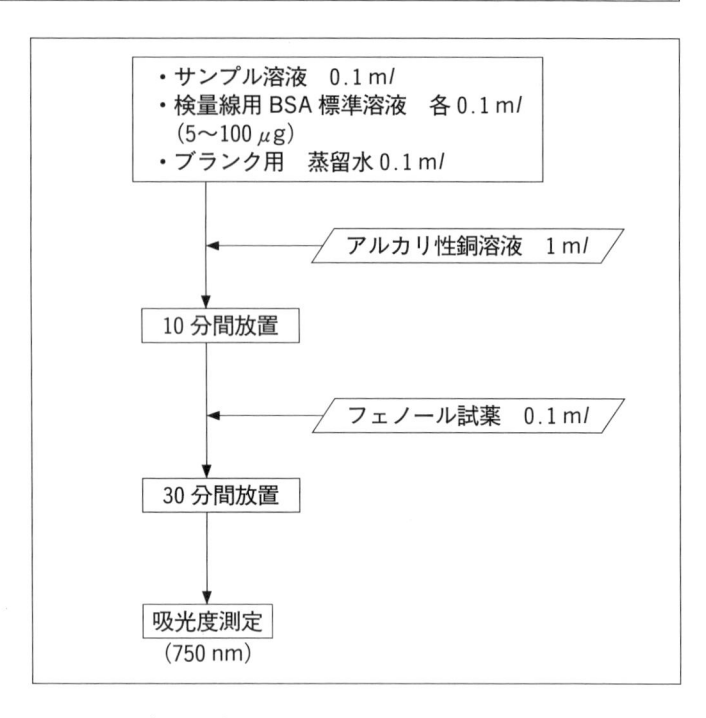

```
・サンプル溶液  0.1 ml
・検量線用 BSA 標準溶液  各 0.1 ml
 (5〜100 µg)
・ブランク用  蒸留水 0.1 ml
        │
        │◀── アルカリ性銅溶液  1 ml
        ▼
   10 分間放置
        │
        │◀── フェノール試薬  0.1 ml
        ▼
   30 分間放置
        │
        ▼
   吸光度測定
   (750 nm)
```

❹ 750 nm で吸光度を測定する。

❺ たんぱく質標準液を用いて検量線を作成し，サンプル中のたんぱく質量をもとめる。

(2) 色素結合法

原 理

たんぱく質が，酸性でクマシーブルーと結合すると，赤紫色から青色に色調が変化することを利用し，595 nm の吸光度を測定して定量する。

試 薬

① 色素溶液：クマシーブルー（Coomassie Brilliant Blue G-250）100 mg を 95％エタノール 50 ml に溶解し，85％（w/v）リン酸 100 ml を加え，脱イオン水で 1 l にメスアップする。使用時に希釈して用いる。濃溶液は，Bio-Rad から市販されている。

② 標準たんぱく質：ニワトリオボアルブミンが適しているが，仔ウシ血清アルブミンでもよい。

操 作

❶ 市販の濃い色素溶液を使用する場合は，脱イオン水で 5 倍に希釈する。

❷ サンプル 0.1 ml（たんぱく質として 200〜1400 µg/ml）を試験管にとり，希釈した色素溶液 5.0 ml を加え，混合する。

❸ 色素溶液添加から 10〜60 分以内に 595 nm で吸光度を測定する。

❹ たんぱく質標準液を用いて検量線を作成し，サンプル中のたんぱ

く質量を求める。

(3) 紫外吸光法

原理

たんぱく質は含有するチロシンやトリプトファンなどの芳香族アミノ酸残基によって280 nm付近の紫外部に吸収極大を示すため，この波長での吸光度を用いてたんぱく質を定量する。たんぱく質の種類によってこれらのアミノ酸含量は異なるため，吸光度は変動する。たんぱく質が溶解していれば測定可能でサンプルの損失も少ないが，コラーゲンやゼラチンなど280 nmに吸収をもたないものには使用できない。

操作

❶ 280 nmにおける吸光度（A_{280nm}）を測定する。通常のたんぱく質では，$E_{1cm}^{1\%}$*1は10程度と仮定してよい。

❷ 核酸の260 nmにおける吸収が影響するが，260 nmにおける吸光度（A_{260nm}）を測定し，A_{280nm}/A_{260nm}が1.5以上の場合は，核酸の共存を考慮しなくてもよい。1.5以下の場合は，次の式を用いて概算する。

$$\text{たんぱく質量 (mg/m}l) = 1.45\, A_{280nm} - 0.74\, A_{260nm}$$

*1 $E_{1cm}^{1\%}$：1％溶液を光路長1 cmのセルに入れて測定したときの吸光度

4-3 アミノ酸の同定

(1) 薄層クロマトグラフィーによる試験

1) 試料溶液の調製

たんぱく質やペプチドの加水分解物は，分解のために使用した酸やアルカリを除去*2すれば，薄層クロマトグラフィーに使用できる。

動植物組織や微生物磨砕物などの試料をつくるには，混在している他の成分をできるだけ除く必要があり，透析やトリクロロ酢酸，過塩素酸，アセトン，エタノールなどによる沈殿が用いられる。

標準試料として，アミノ酸の1％溶液を用いる。このアミノ酸標準試料の混合溶液を未知試料として用いてもよい。

*2 減圧蒸留，化学的沈殿あるいはイオン交換樹脂などの方法がある。

2) 薄層プレート

シリカゲルプレート

3) 展開用溶媒

一般に，酸性アミノ酸の分離には溶媒に酸を添加し，塩基性アミノ酸の分離には溶媒に塩基を加えると，良い結果を得やすい。アミノ酸の展開用溶媒には次のようなものがある。混合比はすべて容量比である。

① 96％エタノール・水（7：3）

② n-プロパノール・水 (7:3)
③ n-プロパノール・34％アンモニア溶液 (7:3)
④ 96％エタノール・34％アンモニア溶液 (7:3)
⑤ n-プロパノール・水 (1:1)
⑥ フェノール：水 (1:1)

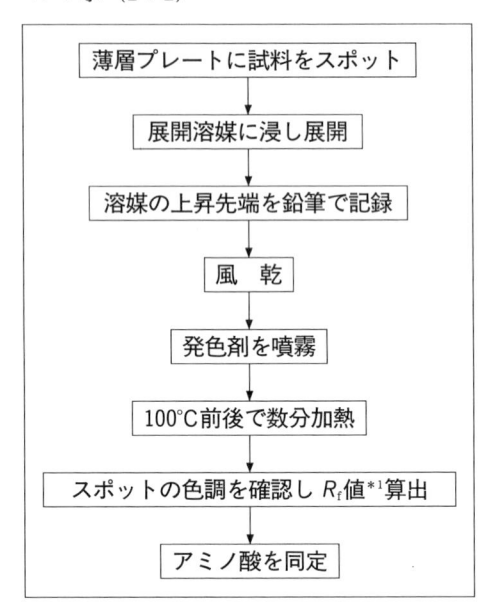

*1 2-3(1)糖質のペーパークロマトグラフィー（PPC）(p.19) 参照

```
薄層プレートに試料をスポット
        ↓
展開溶媒に浸し展開
        ↓
溶媒の上昇先端を鉛筆で記録
        ↓
    風  乾
        ↓
  発色剤を噴霧
        ↓
100℃前後で数分加熱
        ↓
スポットの色調を確認し $R_f$値*1算出
        ↓
  アミノ酸を同定
```

4) 展 開

一般的なアミノ酸は，2～3の展開用溶媒を適当に組み合わせると分離できる場合が多い。したがって，二次元展開法がよく用いられる。

5) 検 出

サンプルを展開した薄層プレートは十分乾燥して溶媒を除く。ただし，あまり高温で乾燥するとアミノ酸が一部破壊される。特にフェノール系溶媒を使用したときには注意が必要である。

アミノ酸に共通な検出法としては，ニンヒドリンによる発色が一般に使用されている。発色剤*2を薄層プレートに均一に噴霧して，90～100℃で5～10分間加熱すると発色する。発色した色調は表4-1のとおりであるが，薄層にわずかに残る溶媒の種類によって多少変化し，フェノール系では赤味が，ピリジン系では青味がかかる。

*2 水飽和 n-ブタノールに，ニンヒドリンを0.1～0.2％(W/V) 溶かす。

表 4-1 アミノ酸の R_f 値と呈色（薄層クロマトグラフィー）

アミノ酸	① 96％エタノール・水 (7:3)	② n-プロパノール・水 (7:3)	③ n-プロパノール・34％アンモニア (7:3)	④ 96％エタノール・34％アンモニア (7:3)	⑤ n-プロパノール・水 (1:1)	⑥ n-フェノール・水 (1:1)	呈 色
アラニン	0.47	0.37	0.39	0.40	0.49	0.25	暗紫色
アルギニン	0.04	0.02	0.10	0.06	0.06	0.14	暗紫色
アスパラギン	0.00	0.00	0.00	0.00	0.46	0.19	黄金色
アスパラギン酸	0.55	0.33	0.09	0.07	0.56	0.05	明青(緑)色
シスチン	0.39	0.32	0.27	0.22	0.08	0.09	灰色
シスチン酸	0.69	0.50	0.17	0.21	0.61	0.05	灰色
グルタミン酸	0.63	0.35	0.14	0.15	0.55	0.07	紫色
グリシン	0.43	0.32	0.29	0.34	0.50	0.18	橙茶色
ヒスチジン	0.33	0.20	0.38	0.42	0.33	0.24	明茶色
イソロイシン	0.60	0.53	0.52	0.58	0.60	0.36	明青色
ロイシン	0.61	0.55	0.53	0.58	0.63	0.37	明紫色
リジン	0.03	0.02	0.18	0.11	0.05	0.08	赤茶色
メチオニン	0.59	0.51	0.51	0.60	0.62	0.36	灰味紫色
フェニルアラニン	0.63	0.58	0.54	0.60	0.63	0.41	緑味黄色
プロリン	0.35	0.26	0.37	0.30	0.48	0.45	明緑色
セリン	0.48	0.35	0.27	0.31	0.52	0.19	緑味茶色
スレオニン	0.50	0.37	0.37	0.40	0.66	0.18	緑味茶色
トリプトファン	0.65	0.62	0.55	0.58	0.69	0.45	茶色
チロシン	0.65	0.62	0.55	0.58	0.65	0.36	明茶色
バリン	0.55	0.45	0.48	0.56	0.56	0.29	紫色

鈴木雅子他著，『化学基礎食品学実験』，三共出版，(1979) p.100，表-30 を改変

── アミノ酸の定量分析 ──

　生体内にはきわめて多種類のたんぱく質が存在し，その分子量も数千から数百万と様々である。たんぱく質を構成するアミノ酸は，自然界に存在する 400 種以上のアミノ酸のうち，約 20 種類に限られる。また，たんぱく質の構成成分にはならないが代謝的に重要なアミノ酸として，β-アラニン，γ-アミノ酪酸，クレアチニン，オルニチン，タウリンなどが知られている。これらのアミノ酸はイオン交換クロマトグラフィーによって分離・定量が可能で，アミノ酸分析システムとして自動化されている。

　たんぱく質およびペプチドのアミノ酸分析を実施する場合には，加水分解によって試料を分解し，アミノ酸を遊離することが必要である。塩酸などで加水分解した試料は，酸の除去や濃縮，ろ過などの操作をへて，アミノ酸分析機で測定する。検出法としては，ニンヒドリン発色法，オルトフタルアルデヒド（OPA）法などが用いられている。

4-4 たんぱく質の電気泳動法

　アミノ酸が両性電解質であることから，そのポリマー（重合体）であるたんぱく質も水溶液中では正や負の電荷をとりうる。すなわち，プラス（正）極とマイナス（負）極を持つ磁性体と見なすことができる。磁性体に磁石を近づけると互いに引き合う。この原理を応用したのが電気泳動法で，たんぱく質そのものの電荷を利用したり，たんぱく質分子全体を負に荷電した変性剤で覆って負に帯電させ，網目構造をもつゲルの中を正極に向かって移動させる。小さいたんぱく質分子は網目構造に引っかかりにくいので早く移動し，大きな分子は網目構造に引っかかりやすいので遅く移動することを利用してたんぱく質を分子の大きさ（分子量）で相互に分離できる。

　ここでは最もよく用いられるSDS-ポリアクリルアミドゲル電気泳動法を紹介する。使用するゲルは強度の点でアクリルアミドとN,N'-メチレンビスアクリルアミドを架橋させたポリアクリルアミドがよく用いられる（図4-1）。アクリルアミドの濃度を変えることで網目の大きさを調節し，分離できるたんぱく質の分子量の範囲を変えることができる。

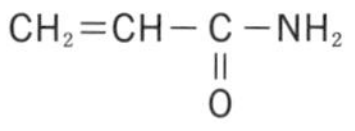

$$CH_2=CH-\underset{\underset{O}{\parallel}}{C}-NH_2 \quad \text{アクリルアミド}$$

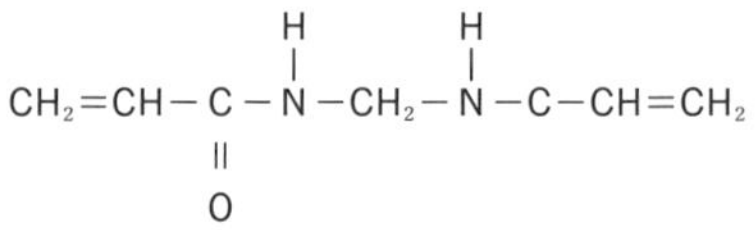

$$CH_2=CH-\underset{\underset{O}{\parallel}}{C}-\underset{H}{\overset{H}{N}}-CH_2-\underset{H}{\overset{H}{N}}-C-CH=CH_2$$

N,N'-メチレンビスアクリルアミド

架橋したポリアクリルアミド

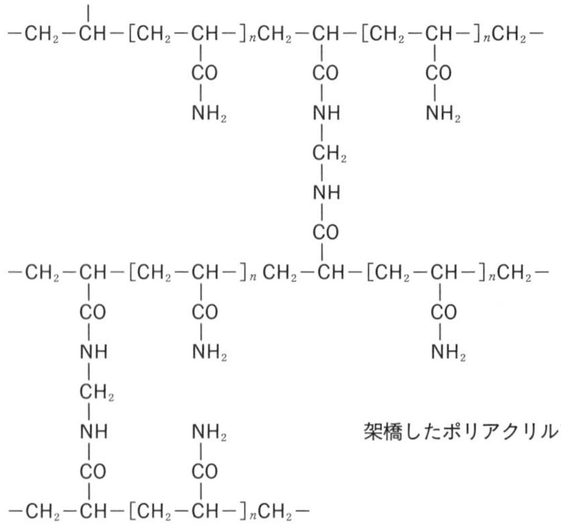

図4-1　ポリアクリルアミドの化学構造

4 たんぱく質・アミノ酸の定性・定量法

原理

SDS-ポリアクリルアミドミニスラブゲル電気泳動法[*1]。

たんぱく質を分子量の違いによってゲル中で相互に分離する方法である。

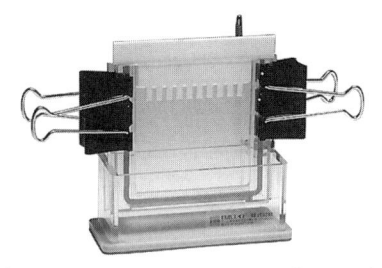

図 4-2 ポリアクリルアミドミニスラブゲル電気泳動装置

試薬・器具

① 30％アクリルアミド液（A 液）：アクリルアミド[*2] 29.2 g，N,N'-メチレンビスアクリルアミド（BIS）0.8 g を蒸留水に溶かし全体を 100 ml にする。

② 1.5 M トリス-HCl 緩衝液（pH 8.8）（B 液）：トリスヒドロキシメチルアミノメタン（トリス）[*3] 18.17 g を約 80 ml の蒸留水に溶解し，4 N HCl[*4] で pH を 8.8 に調整する。全量を蒸留水で 100 ml にする。

③ 1.0 M トリス-HCl 緩衝液（pH 6.8）（C 液）：トリス 12.14 g を約 80 ml の蒸留水に溶解し，4 N HCl で pH を 6.8 に調整する。全量を蒸留水で 100 ml にする。

④ 10％過硫酸アンモニウム（D 液）：用時調製。0.1 g の過硫酸アンモニウムを 1 ml の蒸留水に溶解する[*5]。

⑤ 10％ドデシル硫酸ナトリウム（SDS）[*6]：10 g の SDS を加熱撹拌している蒸留水に溶解し，全量を蒸留水で 100 ml にする。

⑥ TEMED：N,N,N',N'-テトラメチルエチレンジアミン。過硫酸アンモニウムと共にゲルの重合を促進する。

⑦ 25 mM トリス-192 mM グリシン緩衝液（pH 8.3）（トリス-グリシン電気泳動緩衝液）：トリス 3.03 g，グリシン 14.4 g，10％ SDS 10 ml に蒸留水を加えて 1 l とする。pH は混合時に調節されている[*7]。

⑧ 染色液：メタノール 500 ml，酢酸 100 ml を混合し，蒸留水を加えて 1 l にする（メタノール酢酸液）。100 ml にクマシーブリリアントブルー R-250（CBB R-250）を 0.25 g 溶解する。不溶物はろ紙でろ過して使用する。

⑨ 脱色液：染色液作製時に調製したメタノール酢酸液の残りを脱色液として使う。

⑩ 2 倍濃度 SDS-ゲルローディング緩衝液（100 mM トリス-HCl

*1 スラブとは平板のことである。ガラス板の間の平板状ゲルで電気泳動するので、こう呼ばれる。

*2 実験に使う程度の量であれば問題ないが、直に触れると神経系に障害をもたらす可能性がある。

*3 緩衝剤の一種で、中性からアルカリ性での pH 維持に利用される。通称トリス、またはトリスベースと呼ばれる。

*4 市販品の濃塩酸は通常 37％（比重 1.19）で 12 N の濃度なので、1/3 に希釈すると 4 N になる。

*5 これはアクリルアミドと BIS の架橋を駆動させるのに用いる。

*6 またはラウリル硫酸ナトリウムともいい、ハミガキにも含まれている。たんぱく質の強い変性剤であり、陰イオン性界面活性剤でもある。変性したたんぱく質の単位長さあたり、ほぼ均一な数の SDS 分子が結合し、アルカリ条件下でたんぱく質分子全体を負に帯電させる。

*7 電気泳動を頻繁に行う場合には、5〜10 倍の濃縮液を調製し、使用時に 1 倍濃度に希釈して用いると便利である。

緩衝液（pH 6.8）-4％SDS-0.2％ブロムフェノールブルー（BPB）-20％グリセロール）：C液1 ml, 10％SDS 4 ml, 40％グリセロール5 mlを混合し，全体を10 mlにして0.02 gのBPBを溶解する。

⑪ 2-メルカプトエタノール（2-ME），または1 Mジチオスレイトール（DTT）*¹：2-MEは原液を用いる。1 M DTTは154 mgのDTTを1 mlの蒸留水に溶解し，冷凍して保存するか，用時調製する。

⑫ ポリアクリルアミドミニスラブゲル電気泳動装置一式（図4-2装置の例：日本エイドー社の恒温式ミニスラブゲル電気泳動装置NA-1012）

⑬ パワーサプライ（定電流定電圧装置）

⑭ ディスペンサー，またはマイクロシリンジ

操 作

```
┌─────────────────────────────────────────┐
│ ミニスラブゲル電気泳動用ガラス板の組み立て │
└─────────────────────────────────────────┘
              ↓
      ┌──────────────┐
      │ 分離ゲル液注入 │
      └──────────────┘
              ↓ ← ゲル化を待つ
┌────────────────────────────────────┐
│ 濃縮ゲル液の注入，サンプルコームのセット │
└────────────────────────────────────┘
              ↓ ← ゲル化を待つ
              ↓ ← たんぱく質試料をセット
      ┌──────────┐
      │  電気泳動  │
      └──────────┘
              ↓
      ┌──────────┐
      │  染色，脱色 │
      └──────────┘
```

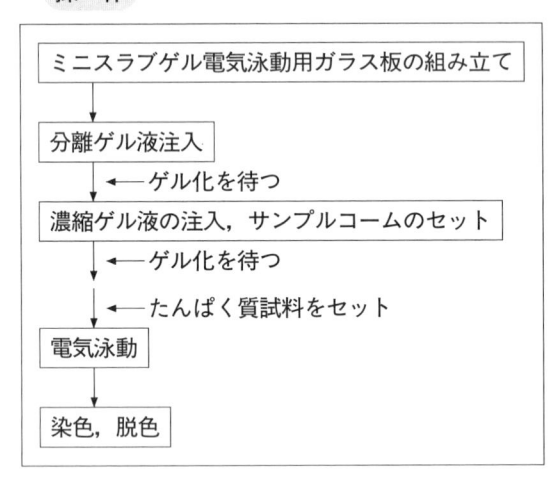

(1) ポリアクリルアミドゲルの作製

1) ガラス板の組み立て

❶ ミニスラブゲル電気泳動用ガラス板を一組準備する。

❷ 板の両側にスペーサーがついているガラス板を実験台に置き，ガラス板の周りにシールガスケットを置く。その上からもう1枚のガラス板をぴったりと重ねる。

❸ 組み立てたガラス板の両側と下部をクリップでとめる*²。

❹ サンプルコームを差し込んで，コームの先端から5〜7 mmのところに油性マジックで印を入れておく。これは分離ゲルと濃縮ゲルの境になるので，印はコームの両端に入れておく。コームをはずす。

2) 分離ゲルの調製

❶ 表4-2に従って分離ゲル液を調製する。TEMEDは最後に入れ，良く混合する。

❷ ガラス板の印まで分離ゲル液をただちにガラス板間に流し込む*³。

---

*1 いずれもたんぱく質の分子内や分子の間で，2つのシステイン残基間で形成されるジスルフィド結合を還元して切断する。その結果，たんぱく質の高次構造が崩れる。

*2 もれを完璧に防ぐため，シールガスケットとガラス板のすき間に1％程度の寒天を毛細管現象で流し込むと良い。

*3 このときガラス板は斜めにすると注ぎ込みやすい。流し込み過ぎたら，ペーパータオルを挿入して余分な調製ゲル液を吸い取る。ガラス板のマジックの印両方の位置と液面が一致するように実験台に立ててゲル化させる。

表 4-2 分離ゲル液の調製 (10 ml)

アクリルアミド濃度 (%)	6	8	10	12	15
蒸留水	5.3	4.6	4.0	3.3	2.3
30 % アクリルアミド (A 液)	2.0	2.7	3.3	4.0	5.0
1.5 M トリス-HCl 緩衝液 (B 液)	2.5	2.5	2.5	2.5	2.5
10 % SDS	0.1	0.1	0.1	0.1	0.1
10 % 過硫酸アンモニウム (D 液)	0.1	0.1	0.1	0.1	0.1
TEMED	0.008	0.008	0.008	0.008	

アクリルアミド濃度によって分離できるたんぱく質の分子量の範囲は図 4-3 参照。調製する液量は電気泳動装置によって異なる。

❸ 分離ゲル液の上にパスツールピペットでイソプロパノール[*1]を重層する。

❹ ゲルが固まったらガラス板を逆さまにして重層したイソプロパノールを捨てる。残ったイソプロパノールはペーパータオルで吸いとる。

3) 濃縮ゲルの調製

❶ 表 4-3 に従って濃縮ゲル液を調製し,良く混合する。TEMED は最後に入れる。

表 4-3 濃縮ゲル液の調製 (5 ml)

アクリルアミド濃度 (%)	5
蒸留水	3.4
30 % アクリルアミド (A 液)	0.83
1.0 M トリス-HCl 緩衝液 (C 液)	0.63
10 % SDS	0.05
10 % 過硫酸アンモニウム (D 液)	0.05
TEMED	0.005

調製する液量は電気泳動装置によって異なる。

❷ 調製した濃縮ゲル液をガラス板間にいれる[*2,3]。

❸ 気泡が入らないように注意してサンプルコームを差し込む。

❹ サンプルコームの歯の隙間にも濃縮ゲル液をパスツールピペットで注ぎ込んでゲル化するまで待つ[*4]。

(2) 電気泳動の準備

❶ サンプルコームを静かに抜く。

❷ シールガスケットをはずしやすいようにクリップをずらし,ガスケットをはずしてからクリップを取る。

❸ 電気泳動槽の下部に泳動用緩衝液を入れ,ゲル板を斜めにして下部の隙間に空気が入らないように注意してゲル板を泳動槽の決まった位置に設置,固定する[*5]。

❹ 上部緩衝液槽に泳動用緩衝液を入れる。ゲル板の試料を入れる溝が完全に緩衝液に浸るようにする。

(3) 試料のローディングと電気泳動

❶ 試験管,または 1.5 ml プラスチックサンプルチューブでたんぱ

*1 水を重層する場合より簡単である。ゲル化する前にいったん境界が見えなくなり,新たな境界が印より少し下に形成される。ガラス板間のゲルが固まったかどうかは,余分に残ったゲル液が固まったかどうかで判断する。

*2 サンプルコームを差し込む体積分を考慮して少なめに入れる。

*3 ゲル化は余分に残った濃縮ゲル液が固まったかどうかで確認する。

*4 すぐに電気泳動しない場合は,乾燥を防ぐため蒸留水で湿らせたペーパータオルでゲル板を覆い,さらに密閉できる容器に入れ 4〜10℃に保存する。数日間は保存できる。

*5 このとき,ガラス板の切れ込みがある部分を泳動層側になるようにする。

く質試料と2倍濃度SDS-ゲルローディング緩衝液を1対1に混合する。

❷ フタをして（試験管であればビー玉で）2〜5分間煮沸してたんぱく質を変性させ，2-MEを終濃度5％になるように（または1M DTTが終濃度100 mMになるように）加え，よく混合し，軽く遠心する。

❸ 濃縮ゲルの溝へ試料を入れる（10 μl ほど，精製たんぱく質で約1 μg）。マイクロシリンジかディスペンサーを使う。電気抵抗を同じにするため，試料を入れない溝にもたんぱく質試料の代わりに蒸留水で同様に調製したものを用意し，溝へ入れる。各溝への注入量（μl）はすべて同じにする

❹ 電気泳動装置とパワーサプライをリード線でつなぐ[*1]。定電流（15 mA/ゲル板）で泳動を開始する。

❺ BPBの青いバンドがゲル下端から5 mm上まできたら泳動を終了する（60分前後かかる）。

❻ パワーサプライの電流目盛りを下げ，電源を切ってリード線をはずしてから泳動槽の泳動用緩衝液を捨て，ゲル板を泳動槽から取り外す。

(4) たんぱく質の染色とバックグラウンドの脱色

❶ ゲル板の間にスパーテルを入れて，テコの原理でガラス板を1枚はずす。ゲルは一方のガラス板にくっついたまま残る。スペーサーからゲルを切り離し，ゲルを壊さないように取り出し，最初に脱色液に30分ほど浸してゲルによく染み込ませる。

❷ 染色液に入れ，37℃で1〜2時間（または室温で4〜5時間）染色する[*2]。

❸ 脱色は，メタノール酢酸液に浸してバックグラウンドが充分抜けるまで行う。

結 果

電気泳動の結果は，写真をとったり，ゲル乾燥機でろ紙上やセロファンフィルムにはさんで乾燥するなどの方法によって保存できる。目的のたんぱく質の分子量を求めるには，同時に電気泳動した標準たんぱく質の移動度と分子量の対数値から作製した検量曲線から推定する。濃縮ゲルと分離ゲルの境界を移動度ゼロ，BPBの位置を移動度1として相対移動度（R_f）を算出する（図4-3）。

[*1] たんぱく質は負極から正極へ向けて泳動される。リード線のつなげ方に注意する。

[*2] 軽く振とうすると染色や脱色の効率が良くなる。CBB R-250はたんぱく質のアミノ基にファンデルワールス力と静電的相互作用で非共有的に結合する。染色されたかどうかはラップを敷いたバックライト上にのせて確かめることもできる。

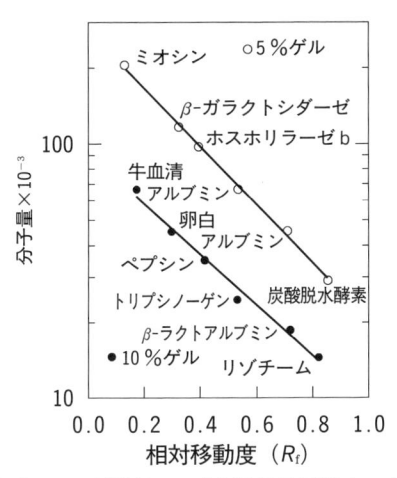

図 4-3 電気泳動による試料たんぱく質分子量推定のための検量曲線
　　　試料たんぱく質と同時に電気泳動して，毎回作成する。

5 ミネラル（無機質）

　生体には様々なミネラルが存在し，その生理作用や存在量，存在部位は，各ミネラルによって大きく異なっている。硬組織の構成成分として難溶性塩を形成しているカルシウム，リンなどの他は，一般にその濃度は低い。栄養状態の指標とする場合には，各ミネラルに適した生体組織をサンプルとして選ぶ必要がある。

　近年，ミネラルの分析法として機器分析が中心になってきており，日本食品標準成分表でも原子吸光法が採用されている。ここでは，特別な分析機器を必要としない滴定法や比色法について述べる。

5-1 試料の調製

　ミネラルを定量するためには，サンプル中の有機物を分解して無機塩の溶液とする必要がある。これには乾式灰化法，湿式分解法，低温灰化法などがある。乾式灰化法はサンプルを灰化してから酸に溶解する方法で，湿式分解法はサンプルを強酸の混合物で加熱分解する方法である。湿式分解法では，乾式灰化に比べて目的とするミネラルの揮散，吸着などが少ないが，強酸の扱いに充分気をつける必要がある。低温灰化法は，特に揮発性の高い Hg，As，Se などの分析では高い回収率が得られる。

　ここでは古くから広く用いられてきた乾式灰化法について述べる。

(1) 乾式灰化法

　原 理

　サンプルを電気炉で灰化して有機物を分解し，無機塩を塩酸に溶解してサンプル溶液を調製する。

　試薬・器具

　① 希塩酸（1：1）
　② 希塩酸（1：3）

③ ろ紙：東洋ろ紙 No.6 あるいはこの規格に相当するもの
④ 磁製蒸発皿
⑤ 電気炉
⑤ デシケーター
⑥ ウォーターバスあるいはホットプレート

操 作

❶ サンプル 3～4 g を精秤し，蒸発皿にとる。

❷ サンプルをガスバーナーで炭化させた後，あらかじめ 500～550℃に調節した電気炉に入れて灰化する。

❸ デシケーターに入れて放冷する。

❹ 蒸発皿中の灰の粉末が飛散しないように注意しながら，灰化物質を蒸留水で湿らせる。

❺ 希塩酸（1：1）10 ml を加える*1。

❻ 蒸発皿を煮沸湯浴あるいはホットプレート上に移して，完全に蒸発乾固*2させる。

❼ 希塩酸（1：3）10 ml を蒸発皿に静かに加え，ガラス棒で攪拌しながら数分間加温（湯浴あるいはホットプレート）して溶解する。

❽ 蒸発皿中の溶液はろ過し，ろ液は 100 ml メスフラスコに入れる。蒸発皿とろ紙は蒸留水で十分洗浄し，洗液もメスフラスコに加える。

❾ 脱イオン水で定容とし，よく混合してサンプル溶液とする。

❿ このサンプル溶液をミネラルの定量に用いる*3。

*1 炭酸ガスが激しく発生し，溶液の一部が飛沫となって失われることがあるので，塩酸は静かに加える。また，時計皿で蒸発皿をおおって飛散を防ぎ，時計皿に飛沫がついた場合には洗ビンを用いて蒸発皿の中に洗い落す。

*2 塩酸の蒸気が発生するので，ドラフト内で行なう。

*3 鉄の分析に供する場合には，器具類を希酸で洗浄しておく必要がある。

5-2 カルシウムの定量

カルシウムは成人体重の約 2％を占め，その約 99％は骨や歯などの硬組織に存在している。残りの約 1％は，細胞や血液中にあって生理機能の調節に重要な役割を果している。血清カルシウム濃度は一定に保たれ，変動が少ない。尿中へのカルシウム排泄量は，カルシウム要求量の増大時に低下する。

(1) 過マンガン酸カリウム滴定法

原 理

サンプル溶液に含まれるカルシウムイオンを微酸性（pH＝5.6）条件下でシュウ酸イオンと反応させ，シュウ酸カルシウムの結晶を得る。これをろ別したのち硫酸に溶解し，溶液中のシュウ酸を既定濃度の過マンガン酸カリウム溶液で滴定し，カルシウム量に換算して重量百分率（mg％）で表わす。なお，溶液の pH の調整には尿素の加水分解によって生ずるアンモニアを利用する（次式参照）。

$$\mathrm{{NH_2 \atop NH_2}\!\!>\!\!CO + H_2O \longrightarrow 2\,NH_3 + CO_2\uparrow}$$

試薬・器具

① 0.1％メチルレッド-アルコール溶液（指示薬）：メチルレッド 0.1 g を 95％エタノール 100 ml に溶解する[*1]。

② シュウ酸アンモニウム溶液：シュウ酸アンモニウム〔$(NH_4)_2C_2O_4 \cdot H_2O$〕約 30 g を蒸留水 1 l に溶解し，一夜放置後，No.6 のろ紙を用いてろ過する。

③ 尿素：尿素〔$(NH_2)_2CO$〕を 70～80℃で乾燥し，デシケーター中に保存する。

④ 希アンモニア水（洗浄用）：濃アンモニア水と蒸留水を 1：49 の割合で混合する。

⑤ 希硫酸：濃硫酸と蒸留水を 1：24 の割合で混合する。

⑥ 0.02 N 過マンガン酸カリウム溶液：過マンガン酸カリウム（$KMnO_4$）約 0.63 g を精秤し，蒸留水に溶解して 1 l とする。室温に 2 日間放置後，グラスフィルター（3 G-3）でろ過し褐色びんに保存する[*2]。

⑦ 時計皿（100 ml のビーカーをおおえるもの）

⑧ グラスフィルター（15 AG-4）

⑨ ろ過びんあるいは吸引ろ過鐘

⑩ アスピレーター（水流ポンプ）

⑪ 25 ml 褐色ビュレット

操　作

a．シュウ酸カルシウム（CaC_2O_4）の生成とろ別

$$\mathrm{Ca^{2+} + {COOH \atop COOH} \longrightarrow {COO \atop COO}\!\!>\!\!Ca + 2\,H^+}$$

❶ ミネラル定量用のサンプル溶液（5-1　試料の調製を参照）を 10 または 20 ml 採取してビーカーに入れる。

❷ 指示薬数滴を加え，ついでシュウ酸アンモニウム溶液約 10 ml をメスシリンダーで測り，ビーカーに加える[*3]。

❸ 尿素約 2 g をビーカーに加え，溶解させる。

❹ ビーカーを時計皿でおおって三脚台上の金網に置き，ガスバーナーの小炎で加熱してゆるやかに煮沸させる[*4]。煮沸中に尿素の加水分解が進行して溶液の pH が徐々に高くなる。指示薬の赤色が次第に変化して橙色に変わると，同時にシュウ酸カルシウムの細かい結晶が析出する。

[*1]　酸性で赤，アルカリ性で黄

[*2]　シュウ酸溶液で標定を行い，力価を求める。

[*3]　シュウ酸アンモニウム溶液を加えた溶液は透明であること。白色沈殿が生成した場合，採取試料溶液中に含まれるカルシウム量が多すぎるので，採取量を少なくする。

[*4]　煮沸が激しいと溶液が濃縮しすぎるので注意すること

❺ 溶液の色が橙色になったら加熱を止め，室温に2時間以上放置して沈殿を熟成させる。

❻ グラスフィルター，ろ過びんを用いて吸引ろ過[*1]する。

❼ アンモニア水約 50 ml を数回に分けてビーカー内の沈殿を洗浄し，洗液はグラスフィルターに移して吸引ろ過[*1]する。

*1 できるだけビーカーの上澄液だけを移し，沈殿はビーカー内に残すようにする。

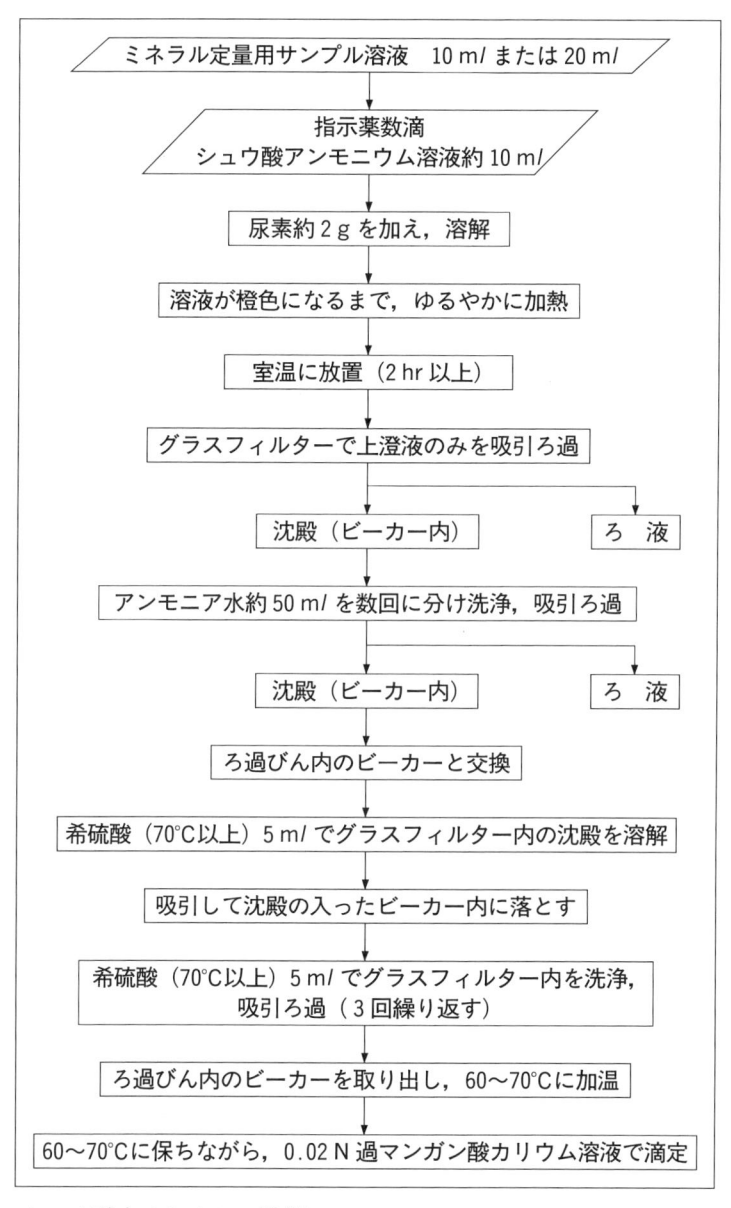

```
┌─────────────────────────────────────────┐
│ ミネラル定量用サンプル溶液  10 ml または 20 ml │
└─────────────────────────────────────────┘
           │
┌─────────────────────────┐
│ 指示薬数滴               │
│ シュウ酸アンモニウム溶液約 10 ml │
└─────────────────────────┘
           │
  ┌─────────────────┐
  │ 尿素約 2 g を加え，溶解 │
  └─────────────────┘
           │
  ┌─────────────────────────┐
  │ 溶液が橙色になるまで，ゆるやかに加熱 │
  └─────────────────────────┘
           │
  ┌─────────────────┐
  │ 室温に放置（2 hr 以上） │
  └─────────────────┘
           │
  ┌─────────────────────────┐
  │ グラスフィルターで上澄液のみを吸引ろ過 │
  └─────────────────────────┘
           │
  ┌─────────────┐     ┌─────┐
  │ 沈殿（ビーカー内） │     │ ろ 液 │
  └─────────────┘     └─────┘
           │
  ┌─────────────────────────────┐
  │ アンモニア水約 50 ml を数回に分け洗浄，吸引ろ過 │
  └─────────────────────────────┘
           │
  ┌─────────────┐     ┌─────┐
  │ 沈殿（ビーカー内） │     │ ろ 液 │
  └─────────────┘     └─────┘
           │
  ┌─────────────────────┐
  │ ろ過びん内のビーカーと交換 │
  └─────────────────────┘
           │
  ┌─────────────────────────────────┐
  │ 希硫酸（70℃以上）5 ml でグラスフィルター内の沈殿を溶解 │
  └─────────────────────────────────┘
           │
  ┌─────────────────────────┐
  │ 吸引して沈殿の入ったビーカー内に落とす │
  └─────────────────────────┘
           │
  ┌─────────────────────────────┐
  │ 希硫酸（70℃以上）5 ml でグラスフィルター内を洗浄， │
  │ 吸引ろ過（3 回繰り返す）          │
  └─────────────────────────────┘
           │
  ┌───────────────────────────┐
  │ ろ過びん内のビーカーを取り出し，60～70℃に加温 │
  └───────────────────────────┘
           │
  ┌─────────────────────────────────────┐
  │ 60～70℃に保ちながら，0.02 N 過マンガン酸カリウム溶液で滴定 │
  └─────────────────────────────────────┘
```

b．シュウ酸カルシウムの溶解

$$\begin{array}{c}COO\\COO\end{array}\!\!\!>\!\!Ca + H_2SO_4 \longrightarrow CaSO_4 + \begin{array}{c}COOH\\|\\COOH\end{array}$$

❶ ろ過びん内の洗浄液の入ったビーカーを沈殿の入っているビーカ

ーと置き換える。

❷　70℃以上に加温した希硫酸約 5 ml をグラスフィルターに入れ，吸引をせずにガラス棒で攪拌しながらしばらく放置して沈殿を溶解させる。

❸　吸引してグラスフィルター内の液をビーカーの中に落とす。

❹　吸引を止め，熱希硫酸をさらに約 5 ml グラスフィルターに入れ，ガラス棒で攪拌して内壁をよく洗ったのち吸引する。

❺　❹の操作を更に 2 回繰り返す[*1]。

c．滴　定

$$5\begin{array}{c}\text{COOH}\\|\\\text{COOH}\end{array} + 3\,H_2SO_4 + 2\,KMnO_4 \longrightarrow K_2SO_4 + 2\,MnSO_4 + 10\,CO_2 + 8\,H_2O$$

❶　ビーカーをろ過びんより取り出して 60～70℃ に加温する。

❷　この温度を保ちながら 0.02 N 過マンガン酸カリウム溶液[*2]で滴定する。微赤色が 30 秒以上消えなくなった点を終点とする。

以上の操作を 2 回以上繰り返し，それらの滴定値の平均を求める。

計　算

0.02 N 過マンガン酸カリウム溶液 1 ml は，20.24×0.02＝0.4008 mg のカルシウムに相当する。

したがって，サンプル溶液 100 ml 中のカルシウム量[*3]は

$$\text{カルシウム（mg）} = \frac{0.4008\,FV \times 100}{V_0}$$

サンプル中のカルシウム含有量[*2]は

$$\text{カルシウム（mg\%）} = \frac{0.4008\,FV \times 100}{V_0} \times \frac{100}{S}$$

*1　使用ずみのグラスフィルターは，吸引しながら水で洗浄するだけで次のろ過に用いることができる。

*2　あらかじめ褐色ビュレットに入れておく

*3　F：0.02 N 過マンガン酸カリウム溶液の力価
　　V：0.02 N 過マンガン酸カリウム溶液の滴定値 (ml)
　　V_0：試料溶液の採取量 (10 あるいは 20 ml)
　　S：秤取した試料の重量 (g)

5-3　リンの定量

リンは成人体重の約 1％を占め，カルシウムについで存在量の多いミネラルである。そのうち約 85％は，カルシウムとともに硬組織にある。残りは主に有機リン化合物として，あらゆる細胞に存在する。リン酸の関わる生理作用は，エネルギー代謝，pH や浸透圧の調節，情報伝達など広範である。

(1) モリブデン青比色法

原　理

乾式灰化後，塩酸抽出によって得られた試料溶液中に存在するリン酸塩とモリブデン酸アンモニウム〔$(NH_4)_6Mo_7O_{24}$〕とを酸性条件下で反

応させる。このとき定量的に生成するリンモリブデン酸アンモニウム〔$(NH_4)_3PO_4 \cdot 12MoO_3$〕に，さらに還元剤（アミドール）を加えて生ずるモリブデン青を比色定量する。

$$12(NH_4)_6Mo_7O_{24} + 72H^+ + 7PO_4^{3-}$$
$$\longrightarrow 7[(NH_4)_3PO_4 \cdot 12MoO_3] + 51NH_4^+ + 36H_2O$$

器具・試薬

① モリブデン酸アンモニウム溶液：モリブデン酸アンモニウム〔$(NH_4)_6Mo_7O_{24} \cdot 4H_2O$〕8.3gを蒸留水91.7mlに溶解する。溶解しにくいときは少量の濃アンモニア水を加える。

② 60％過塩素酸（60％ $HClO_4$）

③ アミドール溶液：アミドール1g，亜硫酸水素ナトリウム（$NaHSO_3$）20gを蒸留水100mlに溶解する。褐色ビンに入れ，完全に光をさえぎり，冷所に保存する（約10日間使用可）。

④ リン標準溶液：リン酸二水素カリウム（KH_2PO_4）[*1]は，100～110℃で1時間乾燥し，デシケーター内に保存する。これを0.4394g精秤して蒸留水に溶解し，1l定容とする。このうち50mlを正確に採取し，蒸留水で250ml定容として，リン標準溶液とする（リン濃度は0.02mg/ml）。

*1 特級試薬を用いること

⑤ 分光光度計

操 作

```
リン標準溶液またはサンプル溶液
（ブランク：何もいれない）
        ↓
過塩素酸        2ml
アミドール溶液   2ml
モリブデン酸アンモニウム溶液  1ml
        ↓
    時刻を記録
        ↓
  蒸留水で25ml定容，混和
        ↓
   正確に5min放置
        ↓
  660nmにて吸光度を測定
```

分光光度計はスイッチを入れておく。

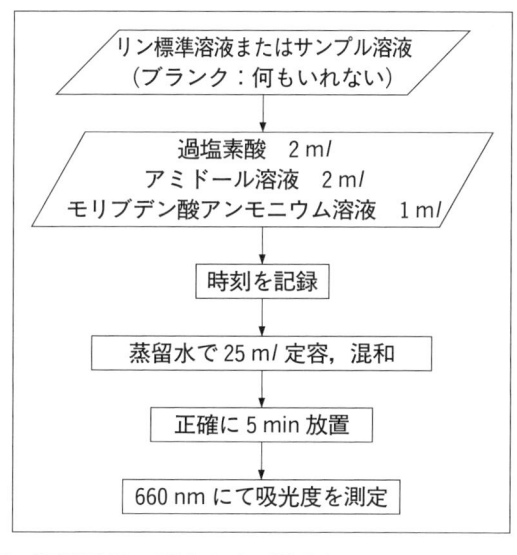

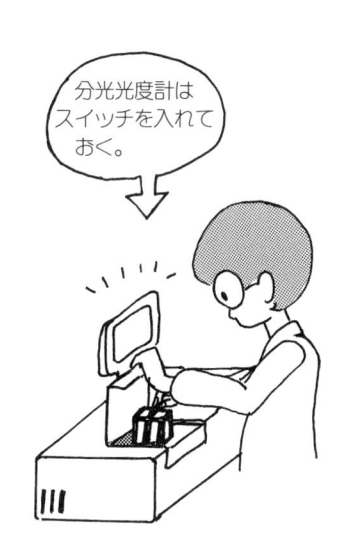

a．検量線（標準溶液の発色および比色）

❶ リン標準溶液をそれぞれ1，2，5，10，15mlとり，25mlメスフラスコに移す。その他に，ブランクとしてリン標準溶液を入れないメスフラスコを用意する。

❷ 上記のメスフラスコに過塩素酸を2mlずつ加え，よく混合す

る。

❸ 次にアミドール溶液2mlを加え，混合する。

❹ モリブデン酸アンモニウム溶液1mlを加えてよく混和し，その時の時刻を記録する。

❺ 蒸留水を標線まで満たして25ml定容とし，よく混和する。記録した時間から，正確に5分間放置し，分光光度計を用いて660 nm（あるいは610～750 nmの間）で，吸光度を測定する。この際，ブランクの溶液でゼロ点調整をする。

❻ 横軸に濃度，縦軸に吸光度をとり，検量線を作成する。

b．**サンプル溶液の発色および比色**

❶ ミネラル定量用のサンプル溶液（5-1　試料の調製を参照）を正確に1ml採取してメスフラスコに移し，標準溶液の発色操作に従って発色させる。

❷ 標準溶液と同様にして比色を行なう。

計　算

① 検量線から，サンプル溶液1ml中のリン量（x mg）を求める。

② x mgから，サンプル中のリンの含有量を算出する。

サンプル中リン含有量(mg％) = $x \times 100/1 \times 100/S^{*1}$(mg％)

*1　S：秤取した試料の重量（g）

*2　器具類を希酸（塩酸や硝酸など）で洗浄して用いること

5-4　鉄の定量[*2]

生体内の鉄の約70％は機能鉄，残りは貯蔵鉄として存在する。機能鉄はヘモグロビン，ミオグロビン，含鉄酵素などにあって，酸素の運搬や各種の酵素反応に関わる。貯蔵鉄としては，フェリチン，ヘモシデリンなどがあり，潜在性鉄欠乏ではこの貯蔵鉄が減少する。

(1) オルトフェナントロリン比色法

原　理

サンプル溶液中の2価の鉄イオン（Fe^{2+}）をpH 3.5の条件下でo-フェナントロリン（o-phenanthrolin，$C_{12}H_8N_2$）[*3]と反応させ，定量的に生成する錯塩〔$(C_{12}H_8N_2)_3Fe^{2+}$，赤褐色〕を比色定量する。サンプル溶液中に存在する3価の鉄イオン（Fe^{3+}）は，反応前にヒドロキノン（hydroquinone）を用いて2価の鉄イオンに還元しておく。

器具，試薬

① 鉄の標準溶液：モール塩〔Mohr salt：$(NH_4)_2Fe(SO_4)_2 \cdot 6H_2O$〕を0.7022 g精秤し，0.2％希硫酸に溶解して1 lとする（鉄の含有量0.1 mg/ml）。

② ブロムフェノールブルー（Bromphenol blue：BPB）（指示

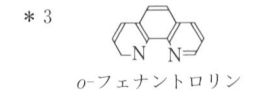

*3　o-フェナントロリン

薬）：ブロムフェノールブルー約 0.1 g を乳鉢中で 0.05 N 水酸化ナトリウム溶液 30 ml とよく混和し，蒸留水を加えて 250 ml とする。

③ 2 N 酢酸溶液：酢酸（CH_3COOH）*1 126 g に蒸留水を加えて 1 l とする。　　　　　　　　　　　　　　　　　　　　　　＊1　純度 95 % 以上の酢酸

④ 2 N 酢酸ナトリウム溶液：酢酸ナトリウム（$CH_3COONa \cdot 3H_2O$）272 g を蒸留水にとかして 1 l とする。10 倍に希釈して，0.2 N 溶液を用いる。

⑤ 酢酸緩衝液（pH 3.5）：2 N 酢酸溶液 93.6 ml と 2 N 酢酸ナトリウム溶液 6.4 ml とを混合し，蒸留水を加えて 1 l とする。

⑥ 酢酸緩衝液（pH 4.5）：2 N 酢酸溶液 57 ml と 2 N 酢酸ナトリウム溶液 43 ml とを混合し，蒸留水を加えて 1 l とする。

⑦ 1 % ヒドロキノン溶液：ヒドロキノン 0.2 g を酢酸緩衝液（pH 4.5）20 ml に溶解する（冷暗所保存）。

⑧ 0.25 % o-フェナントロリン溶液：o-フェナントロリンの結晶 0.5 g を 200 ml の蒸留水に溶解する（冷暗所保存）。

⑨ ビュレット

⑩ 分光光度計

操　作

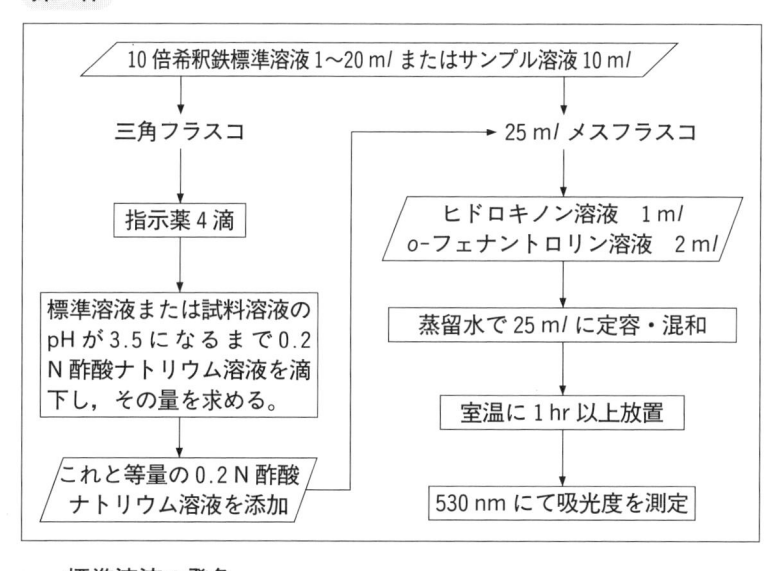

```
                    ┌─ 10 倍希釈鉄標準溶液 1～20 ml またはサンプル溶液 10 ml ─┐
                    ↓                                                          ↓
               三角フラスコ                                              25 ml メスフラスコ
                    ↓                                                          ↓
                指示薬 4 滴                                         ヒドロキノン溶液　1 ml
                    ↓                                              o-フェナントロリン溶液　2 ml
         標準溶液または試料溶液の                                              ↓
         pH が 3.5 になるまで 0.2                                    蒸留水で 25 ml に定容・混和
         N 酢酸ナトリウム溶液を滴                                              ↓
         下し，その量を求める。                                        室温に 1 hr 以上放置
                    ↓                                                          ↓
         これと等量の 0.2 N 酢酸                                     530 nm にて吸光度を測定
         ナトリウム溶液を添加
```

ホールピペットは上をとじてまん中をにぎって最後の一滴まで出す。

a．標準溶液の発色

❶　標準溶液 20 ml をホールピペットで 200 ml メスフラスコに入れ，蒸留水で定容とし，鉄含有量 0.01 mg（10 μg）/ml の溶液を作成する。

❷　この希釈標準溶液を 1，2，5，10，15，20 ml ずつ，25 ml メスフラスコおよび三角フラスコにとる。溶液量が 10 ml 未満のものは蒸留水を加えて 10 ml とする。ブランクとして，標準溶液を加えない

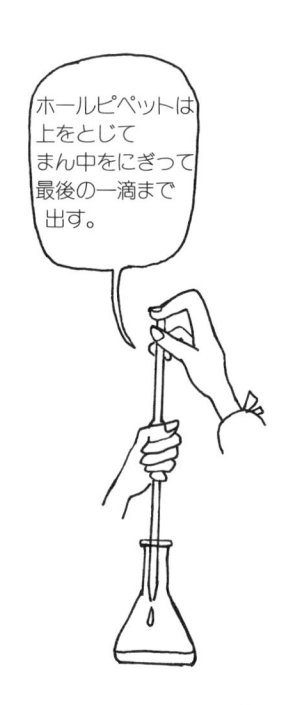

メスフラスコを別に用意する（蒸留水を10 ml入れる）。

❸ 三角フラスコに指示薬を4滴加える。

❹ 0.2 N酢酸ナトリウム溶液を，三角フラスコ内の溶液の色が黄色からくすんだ黄緑色[*1]に変わるまでビュレットから滴下（pH 3.5に達する）し，要した0.2 N酢酸ナトリウム溶液の量（ml）を読みとる。

❺ ❹で得た滴下量と同量の0.2 N酢酸ナトリウム溶液を標準溶液の入っている25 mlメスフラスコに加える[*2]。

❻ ヒドロキノン溶液1 mlとo-フェナントロリン溶液2 mlを加え，蒸留水を加えて25 ml定容とする。

❼ よく混合し，1時間以上室温に放置して十分に発色させる。ブランクはサンプルを加えても発色が認められないのがふつうである。

b．試料溶液の発色

❶ ミネラル定量用のサンプル溶液10 mlを，25 mlメスフラスコと三角フラスコの各1個に採取する。

❷ a．❸～❼と同様の操作を行う。

c．比　色

❶ 分光光度計（530 nm）で，標準溶液を発色の淡い順に比色して，吸光度を測定する。ゼロ点はブランクの溶液で調整をする。

❷ 次に発色させたサンプル溶液を比色して，吸光度を測定する。

計　算

① 検量線の作成：横軸には濃度を，縦軸には吸光度をとり，各濃度の標準溶液を比色して得た吸光度を記し，濃度と吸光度との関係を表わす検量線を作成する。検量線は測定範囲内では，直線であること。

② 検量線から，採取したサンプル溶液10 mlに含まれる鉄の量（y mg）を求める。

③ y mgから，サンプル中の鉄の含有量を算出する。

$$試料中の含有量（mg \%）= y \times 100/10 \times 100/S^{*3}（mg \%）$$

*1　同容量の三角フラスコに緩衝液（pH 3.5）を10 mlとり，これに指示薬を4滴加えたものの色調と比較して滴下を行なう。

*2　標準溶液採取量が15 ml，20 mlの場合は，全量が25 ml以上にならないよう注意する。25 mlを超える場合は，pH 3.5に調製するために用いる酢酸ナトリウム溶液（0.2 N）の濃度を高く（例えば0.4 Nに）する必要がある。

*3　S：採取したサンプルの重量（g）

6 ビタミン

ビタミンは栄養学的には，微量でヒトおよび動物の代謝を調節する有機化合物で，体内で合成されず外部から摂取しなければならない必須栄養素と定義される。生体内では微量にしか存在しないため，測定には試料の前処理が必要となる。近年，測定に試料から抽出したのち，迅速，微量に測定することのできるHPLCが利用されている。ここではビタミンA，ビタミンB_1のHPLCによる測定法と比色法で測定できるビタミンCの実験例を示す。

6-1 ビタミンA（レチノール）の定量

ビタミンAはA_1系，A_2系およびプロビタミンAを含めて広義のビタミンAとされてきたが，近年，ビタミンAおよび関連化合物の生理的役割が明らかになるにつれ，生理活性をもつ類縁態をも含め，これらを総称してレチノイドとよんでいる。レチノイドの生理機能で最もよく知られているのは視覚サイクルであるが，近年の研究から遺伝子発現に直接関与していることが明らかになってきた。

原理

レチノール（ビタミンA）および関連化合物の定量は呈色反応（カールプライス反応）を利用した吸光光度法，各種クロマトグラフィー，蛍光光度法，スペクトル分析法などがある。不安定なレチノールおよび関連化合物を迅速に精度よく測定できる高速液体クロマトグラフィー（HPLC）を用いる方法を示す。

試料の取り扱いでは，以下に述べる注意を守ることが肝要である。
1) 酸化に留意し，還元剤，N_2気流中で操作する。
2) 遮光し，常温以下で処理する。
3) 類似構造物が多いので定量，同定は慎重に行う。

器具

① HPLC（蛍光検出器）

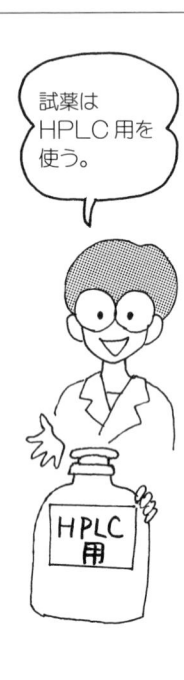

② エバポレーター

試　薬

① HPLC用蒸留水
② HPLC用エタノール
③ HPLC用 n-ヘキサン
④ HPLC用イソプロパノール
⑤ ビタミンAアルコール標準液：標準品をイソプロパノールに溶解し，100 ml中に50，100および150 μg を含む標準溶液を作成する（用時調製）。

HPLC条件

カラム：Nucleosil C_{18}（250×4.6 mm　i.d.）
移動相：エタノール-水（95：5）
流速：0.5 ml/min
検出：蛍光（Ex 340 nm, Em 460 nm）または紫外吸収（340 nm）

操　作

試薬はHPLC用を使う。

```
血清または血漿 0.2 ml
  ← H₂O 1 ml
  ← エタノール 1 ml
混　和
  ← n-ヘキサン 5.0 ml
5分間激しく振とう
  ↓
遠心分離(1000 rpm, 5 min)
  ↓
ヘキサン層分取(4 ml)
  ↓
溶媒留去
N₂ 気流中
  ← イソプロパノール 100 μl
溶　解
  ↓
HPLC
```

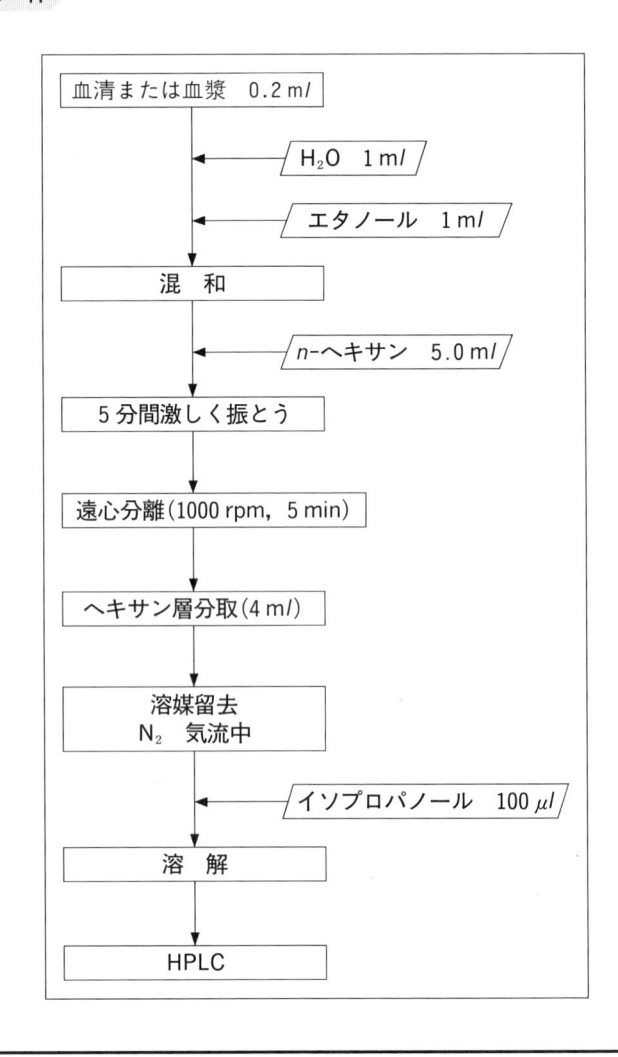

❶ 共栓付き褐色スピッツロールに血清または血漿 0.2 ml を正確にとり，蒸留水 1 ml を加え，ついでエタノール 1 ml を加えて混和し，さらに n-ヘキサン 5.0 ml を正確に加えて密栓して 5 分間激しく振り混ぜたのち，遠心分離（1000 rpm，5 分）する。

❷ 上層の n-ヘキサン層から 4.0 ml を正確にとり，30℃の水浴上で N_2 ガスを通じながら溶媒を留去し，冷却後，ただちに残留物にイソプロパノール 100 μl を加えて溶解し試料溶液とする。

❸ 20 μl をカラムに注入して HPLC を行い，ビタミン A アルコールのピークの高さを測る。

検量線

ビタミン A アルコール 3 種の標準溶液それぞれ 20 μl ずつをカラムに注入し，HPLC を行って検量線を作成する。

血清または血漿にはわずかのビタミン A パルミテートを含有する。これの定量を行う場合には試料を 1.0 ml とり，ビタミン A アルコールと同様の操作を行い，50 μl をカラムに注入して HPLC を行う。ただし，検量線の作成はビタミン A パルミテート標準溶液を用いる。

計 算

一点検量線の場合は，試料溶液 20 μl 中のビタミン A アルコールの量を求め，次式によって血清（血漿）100 ml 中のビタミン A アルコールの量を算出する。

ビタミン A アルコール量（μg/100 ml）＝
試料溶液 20 μl 中のビタミン A アルコール量（μg）$\times \frac{5}{1} \times \frac{5}{4} \times \frac{5}{1}$

6-2 ビタミン B_1（チアミン）の定量

生体内や天然物中にビタミン B_1 はチアミン（thiamine），および 3 種類のリン酸エステルの型で存在している。これらは生体内で種々の酵素により相互に変換されている。この中でチアミン二リン酸エステル（TDP）は生体内における総チアミン量の 80 ％以上を占め，糖代謝系酵素の補酵素として機能している。食事中に欠乏すると，脚気やウエルニッケ脳症が発生する。ビタミン B_1 の栄養状態判定には古くから尿中，血液中の総チアミン量の測定が行われていたが，赤血球トランスケトラーゼ活性，およびチアミン二リン酸(TDP)効果[*1]も用いられるようになってきた。臨床的にビタミン B_1 欠乏症が現れる前にビタミン B_1 の栄養状態を把握しておくことは疾病予防の面からも重要である。

原 理

チアミンにアルカリ性で赤血塩を作用させると蛍光を有するチオクロムを生成する。この反応は妨害物質が多いことから，ブロムシアンを用

*1 トランスケトラーゼは五単糖リン酸回路に属する酵素で，補酵素として TDP を要求する。このため B_1 欠乏状態では活性が低下を示し，ビタミン B_1 栄養状態の良い指標となる。

TDP 効果とは，溶血血球に TDP を加えて反応させると，補酵素で飽和されていないトランスケトラーゼのアポ酵素に補酵素 TDP を結合し，トランスケトラーゼ活性は上昇する。この上昇率を百分率で表したものである。ビタミン B_1 欠乏があると，補酵素のはずれたアポ酵素の量が増加しているから TDP 効果も上昇することになる。通常，TDP 効果が 15～20 ％以上あると欠乏と判定される。

いるチオクロム法が開発され，広くチアミン定量に用いられている。

ここではチオクロム法に基づいた試料処理が容易で高感度な HPLC 法を示す。

器具
① HPLC（蛍光検出器）
② ホモジナイザー

試薬
① 10％トリクロロ酢酸（TCA）溶液
② エーテル
③ 0.3 M ブロムシアン（BrCN）溶液（用時調製）
④ 1 N NaOH 溶液
⑤ HPLC 用アセトニトリル
⑥ 90 mM リン酸カリウム緩衝液（pH 8.4）
⑦ チアミン標準液：0.2 から 0.8 pmol の溶液を調製

HPLC 条件
カラム：LiChrosorb-NH_2（150×4.6 mm　i.d.）

移動相：アセトニトリル-90 mM リン酸カリウム緩衝液（pH 8.4）
　　　　60：40（V/V）

流速：2 ml/min

検出：蛍光（Ex 365 nm, Em 430 nm）

操作
❶ サンプル 0.2 g を精秤後，4 倍容の 10％ TCA を加えホモジナイズし，4℃で遠心分離（15000 g, 15 分）する。

❷ 上清に同容量のエーテルを加えて激しく振とうし，遠心分離後，水層をとり，その pH が 4.5 になるまで 3 回エーテル処理を繰り返す。

❸ 水層 0.4 ml をとり，0.3 M ブロムシアン溶液 0.05 ml を加え 1 分間振とうする。

❹ その後 1 N NaOH 溶液 0.05 ml を加え軽く振とうする。

❺ サンプル 10 μl を HPLC に注入する。

ブランクはブロムシアン溶液と NaOH 溶液の添加順序を逆にして行う。

検量線
HPLC にチアミン標準液を注入し検量線を作成する。

計算
一点検量線の場合は，チアミンの純品をチオクロム化後 1 p mol 相当量を試料と同条件下で HPLC にかけ，面積比から求める。

$$\text{チアミン含量 (p mol/g)} = \frac{\text{試料面積}}{\text{標準液面積}} \times \frac{500}{10} \times \frac{\text{上清液量}}{0.4} \times \frac{1}{0.2}$$

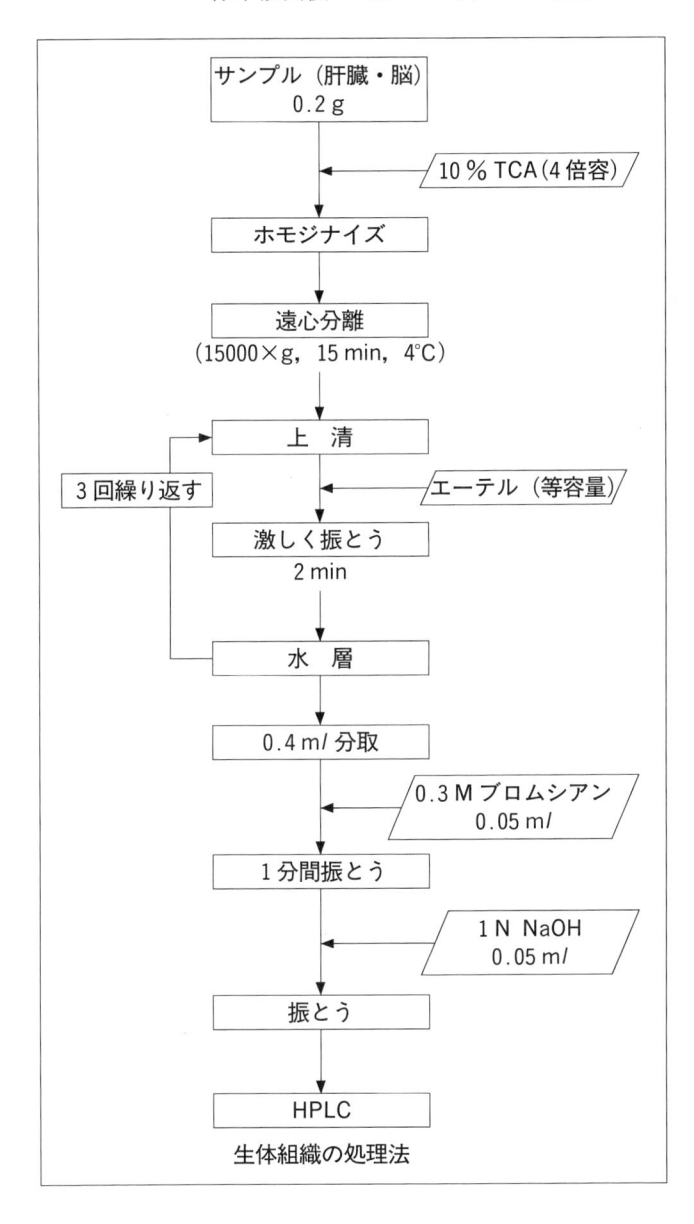

```
サンプル（肝臓・脳）
     0.2 g
       │
       │ ←── 10% TCA（4倍容）
       ▼
   ホモジナイズ
       │
       ▼
   遠心分離
 (15000×g, 15 min, 4℃)
       │
       ▼
      上 清 ←──┐
       │      │
       │ ←── エーテル（等容量）
       ▼      │ 3回繰り返す
   激しく振とう│
     2 min   │
       │    │
       ▼    │
      水 層 ─┘
       │
       ▼
   0.4 ml 分取
       │
       │ ←── 0.3 M ブロムシアン
       │      0.05 ml
       ▼
   1分間振とう
       │
       │ ←── 1 N NaOH
       │      0.05 ml
       ▼
     振とう
       │
       ▼
      HPLC
```

生体組織の処理法

6-3 ビタミンCの定量（ヒドラジン法）

原 理

ビタミンCには酸化型と還元型の二種類ある。還元型ビタミンCはインドフェノール溶液で酸化されて，酸化型ビタミンCに変わる。それを2,4-ジニトロフェニルヒドラジンと反応させて赤色の水に不溶なオサゾンを生成させ*1，吸光度を測定することにより総ビタミンCを定量することができる。インドフェノール溶液で酸化させずこの反応を行っておくと，初めから含まれていた酸化型ビタミンCを定量することができる。そして両者の差から還元型のビタミンC量が算出できる。ヒドラジン法はインドフェノール法よりも精度が高く，ビタミンC量が少ない試料でも正確に測定できる。

試薬・器具

① 0.2％インドフェノール溶液：2,6-ジクロロフェノールインドフェノールナトリウム塩（$C_{12}H_6Cl_2NNaO_2 \cdot nH_2O$）0.2 g を熱湯100 ml に溶解後，ろ過する。

② 5％メタリン酸（HPO_3）溶液：メタリン酸5 g を100 ml の蒸留水に溶解する。

③ メタリン酸・チオ尿素溶液：チオ尿素（$CS(NH_2)_2$）2 g を50 ml の5％メタリン酸に溶解し，蒸留水を加えて100 ml にする。

④ 2,4-ジニトロフェニルヒドラジン溶液：2,4-ジニトロフェニルヒドラジン（$C_6H_3(NO_2)_2NHNH_2$）2 g を8 N 硫酸溶液100 ml に溶解後，ろ過する。

⑤ 85％硫酸溶液：蒸留水12 ml に濃硫酸（比重1.84）をゆっくり注意しながら加えていき，100 ml にする。

⑥ ビタミンC標準品：L-アスコルビン酸純結晶（$C_6H_8O_6$）100 mg を精秤し，5％メタリン酸溶液で100 ml に定容し標準原液とする。

⑦ 恒温槽

⑧ 分光光度計

試 料

野菜，果物，副腎など

操 作

(1) 試料調製

❶ ビタミンC標準原液を0.25, 0.5, 1.0, 1.5, 2.0, 2.5 ml とり，これに5％メタリン酸溶液を加えて100 ml にする。以下の定量方法にのっとって測定し，検量線を作成する。

❷ サンプル5 g を精秤し，乳鉢またはホモジナイザーで少量の5％メタリン酸溶液を加えて摩砕した後，ろ紙やガーゼでろ過後5％メタリ

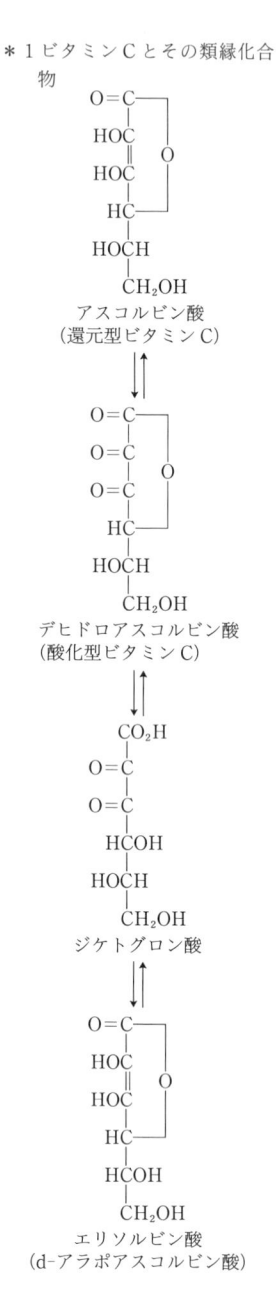

*1 ビタミンCとその類縁化合物

アスコルビン酸
（還元型ビタミンC）

デヒドロアスコルビン酸
（酸化型ビタミンC）

ジケトグロン酸

エリソルビン酸
（d-アラボアスコルビン酸）

ン酸溶液で 100 ml に定容する*1。

(2) 定 量

❶ まず，3本の試験管にサンプル溶液を 1 ml ずつとる。そして，総ビタミン C の試験管にのみ 0.2％インドフェノール溶液を 1 滴ずつ加え，サンプル液が微紅色を 1 分間持続するまで滴下する。3本の試験管に酸化防止の目的で 2％チオ尿素メタリン酸溶液を 1 ml ずつ加える。

❷ 総ビタミン C と酸化型ビタミン C 用の試験管には 2％ジニトロフェニルヒドラジン溶液 0.5 ml を加える。

❸ そして，3本の試験管を 37℃の恒温水槽中で，3 時間反応*2させオサゾンを生成させた後，氷冷しながら 85％硫酸溶液 2.5 ml をゆっくり加え混合する*3。

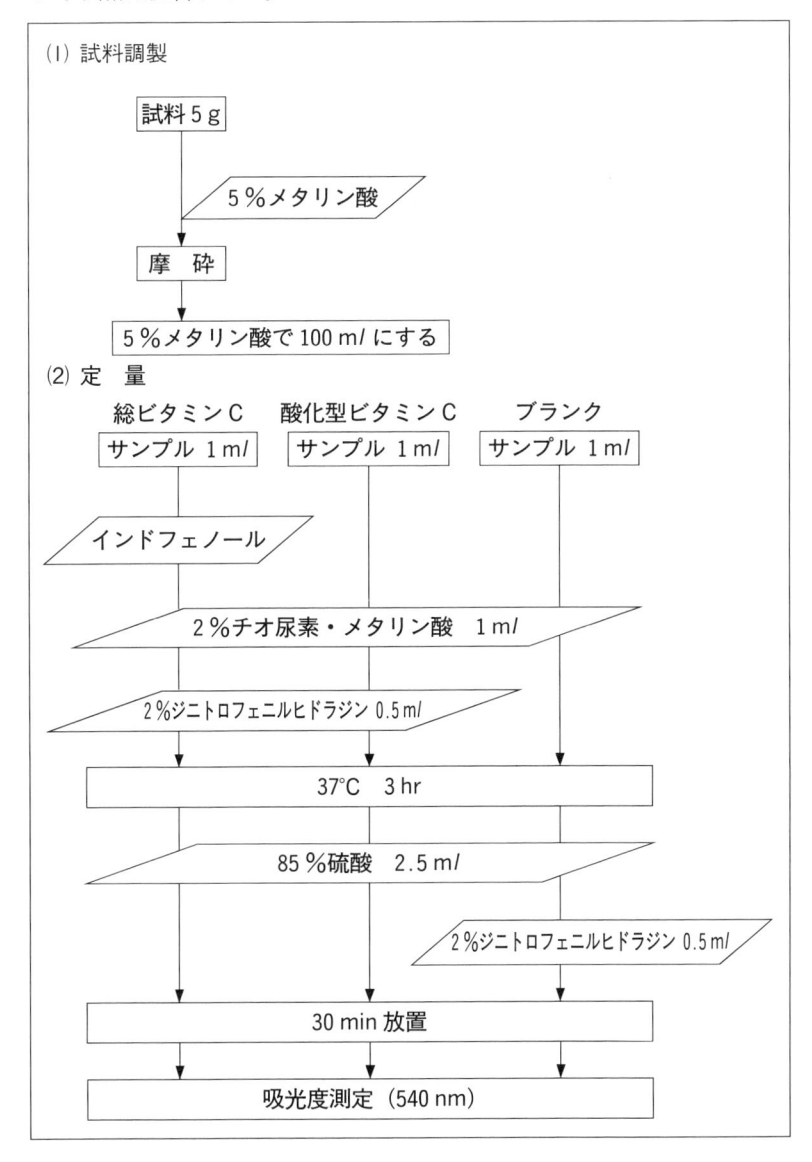

*1 糖類は浸出液中に果糖 0.4％，しょ糖 0.5％，ぶどう糖，乳糖，ガラクトース 1％，可溶性でんぷん 1％以上あると定量に影響を与える。にんじんやキャベツは 50 倍希釈，バナナやジャガイモは 30 倍希釈，だいこんやさつまいもは 15 倍希釈，きゅうりやたまねぎは 10 倍希釈するとその影響を受けない。

*2 糖の少ないものは 50℃，30 分または煮沸 15 分でもよい。このときは標準溶液もこの温度で定量する。

*3 急速に硫酸を入れると試料の温度が上がり，一部の有機酸が分解して着色し，結果に影響を及ぼす。常に 10℃以下になるように心がける。また，試料を定量するときに 2 連で行うとよい。

(1) 試料調製

試料 5 g
↓ 5％メタリン酸
摩砕
↓
5％メタリン酸で 100 ml にする

(2) 定 量

総ビタミンC	酸化型ビタミンC	ブランク
サンプル 1 ml	サンプル 1 ml	サンプル 1 ml

↓ インドフェノール
↓ 2％チオ尿素・メタリン酸 1 ml
↓ 2％ジニトロフェニルヒドラジン 0.5 ml
↓ 37℃ 3 hr
↓ 85％硫酸 2.5 ml
↓ 2％ジニトロフェニルヒドラジン 0.5 ml（ブランクのみ）
↓ 30 min 放置
↓ 吸光度測定（540 nm）

*1 糖による影響は30分以上放置することでほとんどなくなる。

❹ 混合後，ブランクに2％ジニトロフェニルヒドラジン溶液を0.5 ml 加え，すべての試験管を室温で30分放置後*1，540 nmにおける総ビタミンCと酸化型ビタミンCの吸光度を測定する。

計 算

標準溶液による検量線から係数 F を求める。1 mg/ml，0.25 mg/ml，0.5 mg/ml の F 値がほぼ同じになるはずである。

$$F = \frac{標準溶液のビタミンCの濃度}{標準溶液の吸光度 - B}$$

試料100 g中の総ビタミンC量

$$= \frac{F \times (総ビタミンCの吸光度 - B) \times 100}{S}$$

試料100 g中の酸化型ビタミンC量

$$= \frac{F \times (酸化型ビタミンCの吸光度 - B) \times 100}{S}$$

B：ブランクの吸光度
S：試料の重量（g）

ビタミンCの効力

ビタミンCは還元型ビタミンCと酸化型ビタミンCの二種類あるが，どちらもビタミンCとしての効力は同じである。酸化型はさらに酸化されてジケトグロン酸になりやすいと考えられるところから，効力を還元型ビタミンCの半分としている。しかし，実際の抗壊血病因子としての効力はどちらも同じである。酸化型が酸化されやすいかはいろいろな条件下で違うだろうが，実生活で調理する条件下ではどうであろうか？

7 細胞分画法

酵素などのたんぱく質が細胞内に存在している場合，このたんぱく質の性質を調べたり，精製するには細胞膜や細胞壁を破壊し，細胞内成分の懸濁液（ホモジネート）を調製する。この操作をホモジナイズするという。また，目的たんぱく質が細胞内小器官や細胞質に可溶性として局在している場合は，その小器官や可溶性の画分（フラクション）を分離するとたんぱく質の精製や分析が容易になる。

7-1 細胞分画法

原理

細胞内の小器官は種類ごとにたんぱく質や脂質の組成が違い，そのために比重が異なる。この性質を利用して細胞内小器官を分離する方法として遠心分離による細胞分画法がある。細胞内小器官を純粋に調製するにはそれぞれに最適な手順が必要だが，大まかな画分，たとえば核を主に含む，あるいはミトコンドリアを主に含むという意味での画分には容易に分けることができる。ここではラットの肝臓を材料として用いた場合について述べる。

試薬・器具

いずれも使用前に冷しておく。

① 0.25 M ショ糖-10 mM トリス-HCl 緩衝液（pH 7.4）（ショ糖溶液）：85.6 g のショ糖を 800 ml ほどの蒸留水に溶解し，あらかじめ調製しておいた 100 mM トリス-HCl 緩衝液（pH 7.4）を 100 ml 加え，蒸留水で全量を 1 l にする。

② 0.9% NaCl（生理的食塩水）：9 g の塩化ナトリウムを蒸留水に溶解し，全量を 1 l にする。

③ 10 mM トリス-HCl（pH 7.4）緩衝液-1 mM エチレンジアミン四酢酸（EDTA）（懸濁溶液）：あらかじめ調製しておいた 100 mM ト

リス-塩酸緩衝液（pH 7.4）と 10 mM EDTA ニナトリウム塩（pH 7.4）をそれぞれ 100 ml ずつ混合し，蒸留水で全量を 1 l にする。

④ 高速冷却遠心機

⑤ 超遠心機

操作

(1) ラット肝臓ホモジネートの調製

❶ 0.25 M ショ糖溶液を入れたビーカーをアイスバスで氷冷しておく。ラットは一晩絶食して用いる*¹。

❷ ラットの肝臓を摘出後，ただちに冷ショ糖溶液に浸す。十分冷却したら冷生理的食塩水で灌流する*²。

❸ ペーパータオルなどにはさんで水分を切り，重さを量る。この重さを湿重量とする。湿重量を1容として，5容のショ糖溶液中に入れる*³。

❹ ショ糖溶液中で冷却しながら，ハサミで小片に細断して，Potter-Elvehjem 型テフロンホモジナイザー（図7-1）でホモジネート

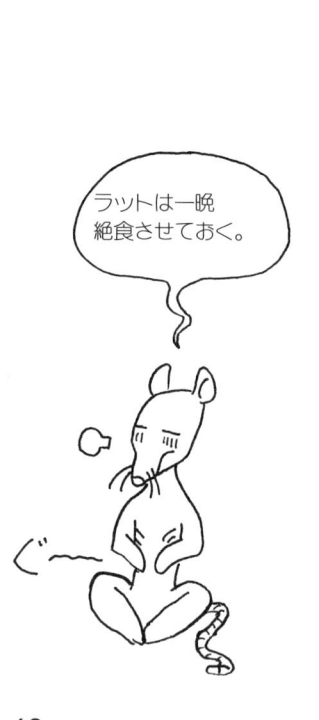

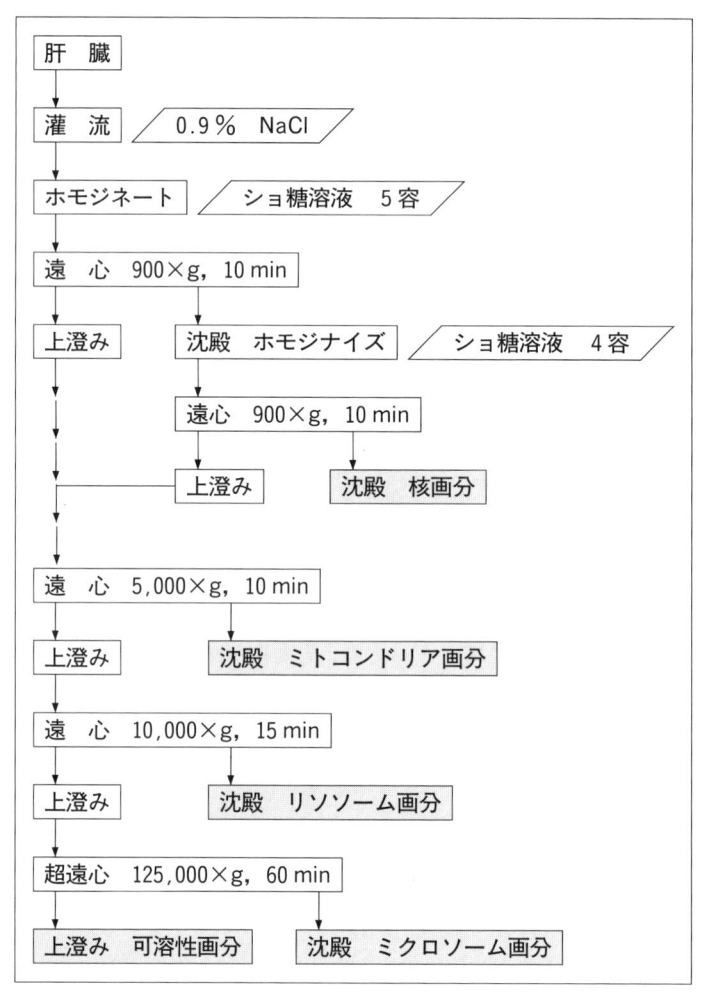

*1 グリコーゲンと中性脂肪が消費されて分画の精度が上がる。

*2 肝臓中の血液を除くには開腹後，肝臓を取り出す前に門脈から生理的食塩水を灌流させる方法と，取り出した後で生理的食塩水を入れた洗浄ビンのノズルの先を肝臓の静脈の入り口に差し込んで生理的食塩水を送り込み，灌流して血液を取り除く方法がある。後者が容易である。灌流後は新しいショ糖溶液中にしばらく静置しておく。

*3 1gの肝臓であれば，1容は1ml。

```
肝 臓
  ↓
灌 流  / 0.9% NaCl
  ↓
ホモジネート  / ショ糖溶液 5容
  ↓
遠 心  900×g, 10 min
  ↓
上澄み    沈殿 ホモジナイズ / ショ糖溶液 4容
  ↓           ↓
           遠 心  900×g, 10 min
              ↓
           上澄み      沈殿 核画分
  ↓
遠 心  5,000×g, 10 min
  ↓
上澄み      沈殿 ミトコンドリア画分
  ↓
遠 心  10,000×g, 15 min
  ↓
上澄み      沈殿 リソソーム画分
  ↓
超遠心  125,000×g, 60 min
  ↓
上澄み 可溶性画分   沈殿 ミクロソーム画分
```

ラットは一晩絶食させておく。

にする。ホモジナイザーのペッスルがテフロン製の場合，ペッスルのステンレス棒をプロペラ撹拌機の電動モーターに固定し，一定速度(rpm，1分間あたりの回転数)で回転させながらホモジナイズする。酵素たんぱく質の活性を保つため，すべての操作は0～4℃で行う。ホモジェネートの容量を測り，一部を取り分け，残りを細胞分画に供する。

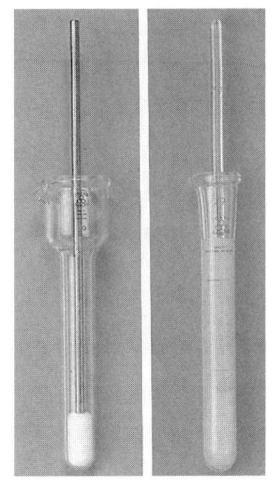

図7-1　ホモジナイザー
(三商㈱研究実験用ガラス製品機器カタログより)

❺　以下，核，ミトコンドリア，リソソームの各画分の調製はアングルローターを用いた高速冷却遠心機で，ミクロソームと可溶性の各画分の調製は超遠心機で行う。

(2) **核の分離**

❶　ホモジネートを遠心管に移し，2本一組ずつバランスをとる*1。

❷　900×gで10分間遠心する*2。

❸　沈殿を取らないように上澄みを別の容器に移し，沈殿は4容のショ糖溶液を加え再びホモジナイズする。

❹　再び同じ条件で遠心し，上澄みを同じ容器に合わせる。

❺　沈殿を1容のショ糖溶液に懸濁すると核画分となる*3。

❻　核画分の容量を測っておく。

❼　上澄みを次の細胞分画に供する。

(3) **ミトコンドリアの分離**

❶　先の上澄みを遠心管に移して5,000×gで10分間遠心する。

❷　固い沈殿の上の柔らかい層と上澄みを別の容器に移す。

❸　沈殿はショ糖溶液へ懸濁すると，ミトコンドリア画分となる。容量を測っておく。

❹　上澄みを次の細胞分画に供する。

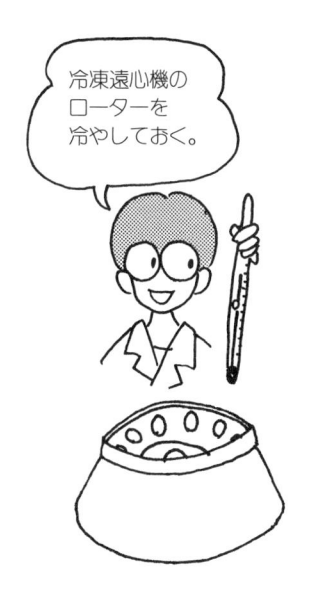

冷凍遠心機のローターを冷やしておく。

*1　遠心チューブにフタがない場合は多くて2/3までしか入れない。これ以上入れると遠心中にホモジネートがチューブ外に飛散する。

*2　遠心ローターはあらかじめ冷却しておき，温度を4℃に設定しておいた高速冷却遠心機にセットする。

*3　この画分には少量のミトコンドリアや結合組織，除けなかった赤血球も混入してくる。

⑷ リソソーム画分

❶ 先の上澄みを遠心管に移して 10,000×g で 15 分間遠心する。

❷ 固い沈殿の上の層を別の容器に移す。

❸ 沈殿はショ糖溶液へ懸濁すると，リソソーム画分となる。容量を測っておく。

❹ 上澄みを次の細胞分画に供する。

⑸ ミクロソーム画分と可溶性画分

❶ 先の上澄みを遠心管に移して超遠心機で，125,000×g，2〜4°C で 60 分間遠心する。

❷ 沈殿はショ糖溶液へ懸濁すると，ミクロソーム画分となる。容量を測っておく。

❸ 上澄みは可溶性画分とし，容量を測って別の容器に移す。

7-2 細胞画分の純度検定

細胞内の酵素で，特定の区画（小器官や細胞質）のみに分布していることが知られているものがあり，そのような酵素を細胞内区画のマーカー（標識）酵素という。細胞分画における核のマーカーとしては DNA や RNA など核酸の定量によって行うが，他の画分は細胞内小器官などに特有なマーカー酵素の活性を測定する。この測定によって，得られた画分への他の画分の混入率も算出できる。例を表 7-1 にあげる。

各画分は懸濁液に適当な希釈を行って酵素希釈液とし，10 分間は一定の速度で基質の変化が起こる酵素濃度を予め決めておく。

表 7-1 マーカー酵素やマーカー分子

細胞画分	マーカー酵素（または分子）
核	DNA，RNA
ミトコンドリア	コハク酸脱水酵素（コハク酵素デヒドロゲナーゼ）
リソソーム	酸性ホスファターゼ
ミクロソーム（小胞体）	NADPH-シトクロム c 還元酵素（NADPH-シトクロム c レダクターゼ）
可溶性画分	乳酸脱水素酵素（LDH）

それぞれのマーカー酵素の活性を，すべての画分で測定する。

⑴ 核のマーカー，DNA と RNA 測定の試料調製

原 理

DNA，RNA など核酸の構成単位はヌクレオチドであり，ヌクレオチド 1 分子は糖，塩基，リン酸各 1 分子から構成される。これら成分のうち，共通の成分であるリン酸を抽出・定量し，核酸として計算しなおす。

試薬・器具

① 10％過塩素酸（PCA, HClO$_4$）：市販の60％溶液を蒸留水で希釈して用いる。

② エタノール：エーテル（2：1）：容量比で2：1に混合する。

③ 卓上遠心機

操作

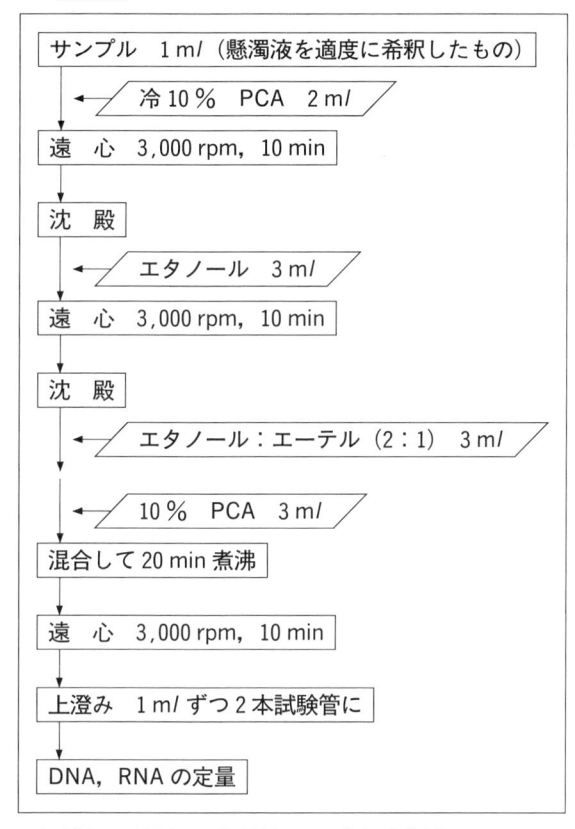

```
サンプル 1 ml（懸濁液を適度に希釈したもの）
    ↓ ← 冷10％ PCA 2 ml
遠 心 3,000 rpm, 10 min
    ↓
沈 殿
    ↓ ← エタノール 3 ml
遠 心 3,000 rpm, 10 min
    ↓
沈 殿
    ↓ ← エタノール：エーテル（2：1） 3 ml
    ↓ ← 10％ PCA 3 ml
混合して20 min 煮沸
    ↓
遠 心 3,000 rpm, 10 min
    ↓
上澄み 1 ml ずつ2本試験管に
    ↓
DNA, RNA の定量
```

DNA, RNA の定量法は9章を参照する。

結 果

各画分での DNA, RNA の全量を計算する。

(2) ミトコンドリアのマーカー酵素，コハク酸脱水素酵素活性

コハク酸－シトクロム c 還元酵素活性として測定する。

原 理

ミトコンドリア内膜電子伝達系のはたらきを，シトクロム c の還元によって検出する方法である。

試薬・器具

① 0.1 M リン酸緩衝液（pH 7.4）：0.1 M リン酸二水素カリウム（KH$_2$PO$_4$ 13.6 g を蒸留水に溶解して 100 ml にする）と 0.1 M リン酸水素二ナトリウム（Na$_2$HPO$_4$ 14.2 g を蒸留水に溶解して 100 ml にする）を混合して pH 7.4 になるように両溶液の量を調節する。

② 0.01 M シアン化カリウム（KCN）：6.5 mg/100 ml 蒸留水になるように必要量のみ溶解する。

③ 200 μM ウマ心筋シトクロム c：2.5 mg を 1 ml 蒸留水に溶解する。−20°C で保存する。

④ 1 M コハク酸ナトリウム：コハク酸二ナトリウム塩六水和物（$Na_2C_4H_4O_4 \cdot 6H_2O$）270 mg を 1 ml の蒸留水に溶解する。

⑤ 分光光度計

操 作

```
酵素反応液（コハク酸ナトリウムなし）　1.95 ml
　　　　　← コハク酸ナトリウム　0.05 ml
550 nm での吸光度増加を測定
```

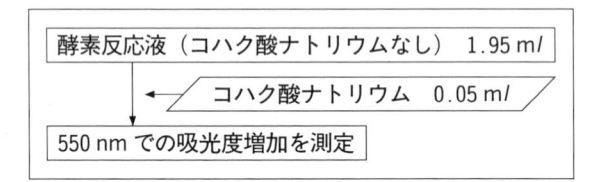

❶ キュベットにコハク酸ナトリウム以外の成分を混合して入れる。

酵素反応液の調製

0.10 M	リン酸緩衝液（pH 7.4）	1.0 ml
0.01 M	シアン化カリウム（KCN）	0.2 ml
200 μM	ウマ心筋シトクロム c	0.1 ml
希釈した分画＋蒸留水		0.65 ml
	計	1.95 ml
1 M	コハク酸ナトリウム	0.05 ml　添加で反応開始
	計	2.0 ml

❷ コハク酸ナトリウムの添加で反応を開始

❸ 分光光度計で 550 nm での吸光度の増加（シトクロム c の還元）を時間を追って測定する。

結 果

シトクロム c の 550 nm における還元型−酸化型の mM 吸光係数[*1]を 21.1 とすると，酵素の比活性は次式で求めることができる。

比活性（μmol/min/mg たんぱく質）

$$= \frac{(1分間あたりの 550 nm での吸光度変化) \times (反応液の容積 ml)}{21.1 \times (キュベットに含まれていたたんぱく質 mg)}$$

(3) リソソームのマーカー酵素，酸性ホスファターゼ活性

原 理

脱リン酸化によって生成される p-ニトロフェノールが，アルカリ条件下で発色することを利用する

[*1] 1-9 分光光度計を参照する。

試薬・器具

① 0.2 M 酢酸緩衝液（pH 5.0）：0.2 M 酢酸ナトリウム 70 ml（3 水和物 1.91 g を蒸留水に溶解して 70 ml にする）と 0.2 M 酢酸（氷酢酸の 0.35 ml に蒸留水を加えて 30 ml にする）を調製し，両者を混合して pH メーターで pH 5.0 とする。

② 2％ Triton X-100：Triton X-100 2 g を温蒸留水に溶解して 100 ml にする。

③ 50 mM p-ニトロフェニルリン酸（pNPP）：p-ニトロフェニルリン酸二（トリス）塩 23.1 mg を 1 ml の蒸留水に溶解する。

④ 20％トリクロロ酢酸（TCA）：TCA の 20 g を蒸留水に溶解して 100 ml にする。

⑤ 1 N NaOH：NaOH 4 g を蒸留水に溶解して 100 ml にする。

⑥ 卓上遠心機

⑦ 分光光度計

操　作

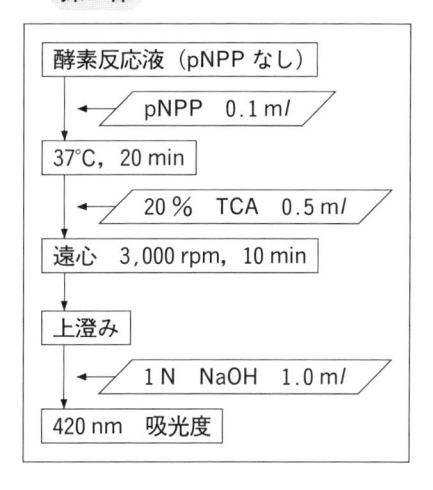

```
酵素反応液（pNPP なし）
    ↓← pNPP  0.1 ml
37℃, 20 min
    ↓← 20％ TCA  0.5 ml
遠心  3,000 rpm, 10 min
    ↓
上澄み
    ↓← 1 N NaOH  1.0 ml
420 nm 吸光度
```

❶ 試験管に p-ニトロフェニルリン酸以外を入れた酵素反応液を調製し，37℃で 5 分間プレインキュベーションする。

酵素反応液の調製	
0.2 M 酢酸緩衝液（pH 5.0）	0.5 ml
2％ Triton X-100	0.1 ml
希釈した分画＋蒸留水	1.3 ml
小計	1.9 ml
50 mM p-ニトロフェニルリン酸（pNPP）	0.1 ml
計	2.0 ml

❷ p-ニトロフェニルリン酸を加え，37℃で20分インキュベーションする。

❸ 反応停止は20％TCAを0.5 ml 加える。

❹ 3,000 rpm，10分間遠心する。

❺ 上澄みを1.0 ml 回収し，1 N NaOHを1.0 ml 加え，混合して420 nmでの吸光度を測定する。

❻ p-ニトロフェノールは420 nmでの吸光度が1のとき64 μMの濃度なので，次式で酵素の比活性を計算する。

比活性（μmol/min/mgたんぱく質）

$$= \frac{192 \times （吸光度の1分間あたりの変化）\times（酵素液の希釈倍数）}{キュベットに加えたたんぱく質（mg）}$$

⑷ ミクロソーム（小胞体）のマーカー酵素，NADPH-シトクロム c 還元酵素活性

原理

NADHに依存してシトクロムcを還元する酵素活性が，小胞体膜にのみ依存することを利用する。

試薬・器具

① 0.10 Mリン酸緩衝液（pH 7.4）：調製法は前述。

② 0.01 Mシアン化カリウム（KCN）：調製法は前述。

③ 200 μM ウマ心筋シトクロム c：調製法は前述。

④ 10 mM NADPH：NADPHニナトリウム塩8.33 mgを1 mlの1 mM炭酸水素ナトリウム（重曹）*1に溶解する。冷凍庫（−20℃）で保存する。黄色が強いものは使わない。

⑤ 分光光度計

操作

```
酵素反応液（NADPH なし）  1.98 m l
         ↓ ← NADPH  0.02 m l
550 nm での吸光度減少を測定
```

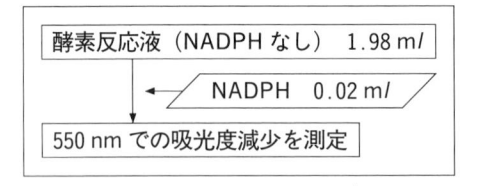

❶ セルにNADPH以外を入れた酵素反応液を調製し，室温または25℃の条件でNADPHを添加して反応を開始する。

❷ 550 nmでの吸光度の減少を時間を追って測定する。

*1 NADPH，NADHともアルカリ性の炭酸水素ナトリウム（NaHCO$_3$）溶液中で安定である。

```
酵素反応液の調製
0.1 M　リン酸緩衝液                              1.0  ml
0.01 M　シアン化カリウム（KCN）                0.2  ml
200 μM　ウマ心筋シトクロム c                   0.1  ml
酵素希釈液＋蒸留水                              0.68 ml
                                        小計   1.98 ml
10 mM NADPH                                    0.02 ml
                                        計    2.0  ml
```

結　果

シトクロム c のミリモル吸光係数は 21.1 なので，酵素の比活性の計算式はコハク酸脱水素酵素と同じになる。

(5) 可溶性画分のマーカー酵素，乳酸脱水素酵素活性

乳酸脱水素酵素が，ピルビン酸の存在下，NADH を酸化し，340 nm での吸光度を減少させることを利用する。

試薬・器具

① 0.2 M リン酸緩衝液（pH 7.4）：0.2 M リン酸二水素カリウム（KH_2PO_4 27.2 g を蒸留水に溶解して 100 ml にする）と 0.2 M リン酸水素二ナトリウム（Na_2HPO_4 28.4 g を蒸留水に溶解して 100 ml にする）を混合して pH 7.4 にする。

② 0.1 M ピルビン酸ナトリウム：ピルビン酸ナトリウム塩 11 mg を 1 ml の蒸留水に溶解する。

③ 0.1 M シアン化カリウム（KCN）：前述。

④ 1 mM NADH：NADH 二ナトリウム塩 7.1 mg を 10 ml の 1 mM 重曹に溶解する。冷凍庫（−20℃）で保存する。黄色が強いものは使わない。

⑤ 分光光度計

操　作

```
酵素反応液（ピルビン酸なし）  1.98 ml
        ← ピルビン酸  0.02 ml
   ↓
340 nm での吸光度減少を測定
```

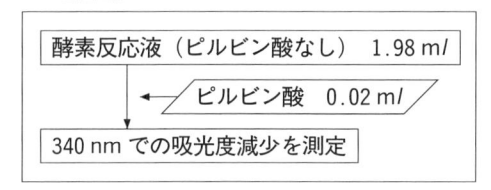

❶ キュベットにピルビン酸以外の酵素反応液を調製する。

❷ ピルビン酸を添加して反応を開始する。

```
酵素反応液
0.2 M リン酸緩衝液（pH 7.4）         1.00 ml
1 mM NADH                          0.20 ml
0.01 M シアン化カリウム（KCN）        0.20 ml
酵素希釈液＋蒸留水                    0.58 ml
                          小計      1.98 ml
0.1 M ピルビン酸ナトリウム             0.02 ml を添加して反応開始
                          計       2.00 ml
```

❸ NADH の 340 nm での吸光度の減少を測定する。NADH のミリモル吸光係数は 6.22 なので，酵素の比活性は次式で計算できる。

比活性（μmol/min/mg たんぱく質）

$$= \frac{（1分間あたりの 340 nm での吸光度変化）\times（反応液の容積 ml）}{6.22 \times（キュベットに含まれていたたんぱく質 mg）}$$

⑹ たんぱく質の濃度測定

Lowry 法による（p.33 参照）。各分画は生体膜を含むため，サンプルの一部に 9 倍量の 1 N NaOH を加えて溶解する。溶液は清澄になる。さらに蒸留水を加えて必要な希釈を行う。各画分につき 3 種類以上の希釈率の異なる試料を用意し，測定値が直線に並ぶことを確認する。トリスを含む緩衝液は Folin の試薬を発色させるので，緩衝液に同じ希釈を施してブランクをとることが必要である[*1]。

結 果

マーカー酵素比活性（μmol/min/mg）の測定値に，それぞれの分画のたんぱく質量（mg）を乗ずると，各画分での全活性（μmol/min）を算出できる。DNA, RNA は全量（mg）を算出する。ホモジネートで測定して得た各マーカー酵素の全活性と比較し，各画分への回収率を見るためにラット肝臓細胞分画のまとめの表を次のように作成する。

*1 細胞分画の場合，色素結合法や紫外吸収法では各分画のたんぱく質濃度を正確に測定できない。

表 7-2 ラット肝臓の細胞分画のまとめ

細胞画分	全タンパク量	タンパク質/g 肝臓	タンパク質量の%	酵素比活性	酵素活性	酵素活性の%
ホモジネート						
核						
ミトコンドリア						
リソソーム						
ミクロソーム						
可溶性画分						
分画の合計						

それぞれのマーカー酵素についてすべての画分で測定する。

表 7-2 を次のような図として表現する。コハク酸脱水素酵素活性を例に挙げる。縦軸を比活性（または比含量），横軸を各画分でのたんぱく質量として作図する。面積は各マーカー酵素の全活性に相当する。

コハク酸脱水素酵素はミトコンドリアにしか局在していないので，他の酵素の活性がコハク酸脱水素酵素の細胞内分布と一致する場合，同じ細胞内局在をしているものと判断できる。

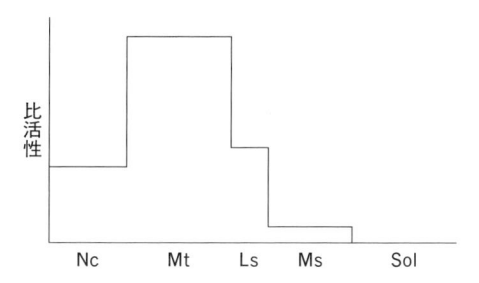

図 7-2 コハク酸脱水素酵素の細胞内分布
Nc：核；Mt：ミトコンドリア；Ls：リソソーム；Ms：ミクロソーム；Sol：可溶性画分の各細胞画分のタンパク質量（%）

各々の細胞分画は，そこに局在するたんぱく質などの高分子の精製や分析に応用できる。例えば，可溶性画分には肝臓以外の各臓器組織から送られてきた乳酸をピルビン酸に変換し，糖新生に関与する乳酸脱水素酵素（LDH）が存在する。細胞分画法で可溶性画分を調製すれば LDH の精製に供せる。また可溶性画分を粗酵素液として酵素の反応速度論的な解析を行い，酵素それぞれに特有な値，ミカエリス定数 K_m や酵素の最大反応速度 V_{max} を決定することもできる。

8 酵　　素

8-1 酵素反応を速度で表現する（酵素反応速度論）

(1) ミカエリス・メンテンの式

　酵素とは元々，酵母の中に存在するアルコール発酵の素，の意味で，ぶどう糖（グルコース）をエタノールに変換する物質に対して名付けられたものである。現在では一般に，アルコール発酵の材料であるぶどう糖（グルコース）に相当する物質を一般に「基質（S, substrate の頭文字）」，エタノールに相当する物質を一般に「生成物（P, product の頭文字）」，SからPへの変換を触媒する物質を一般に「酵素（E, enzyme の頭文字）」，と呼んでいる。

　酵素反応は次のように表すことができる。

$$E+S \underset{k_{-1}}{\overset{k_{+1}}{\longleftrightarrow}} ES \overset{k_{+2}}{\longrightarrow} E+P \quad (\text{ES：酵素基質複合体}) \quad (1)$$

*1　化学反応の反応速度は，反応物質の濃度（またはその積）に比例することが多い。この場合の比例定数を反応速度定数という。物質Cの濃度 c の減少速度 $-dc/dt = kc$ での k を反応速度定数という。

*2　たとえば1分間あたりに生成するPのモル数は mol/min で表す。

　ここで，k_{+1}, k_{+2}, k_{-1} は反応速度定数を示す*1。たとえば反応速度定数 k_{+2} と酵素基質複合体ESの濃度［ES］との積，$k_{+2} \times$［ES］は生成物Pの形成速度 v（速度 velosity の頭文字）を表す。このとき，Sの濃度［S］がEの濃度［E］より充分に高ければ，ESの形成速度と分解速度は一見同じになり，［ES］は一見不変になる。この状態を「定常状態」という。すると単位時間あたりのPの生成量*2，すなわち酵素の反応速度 v は次のように書ける。

$$v = k_{+2}[\text{ES}] \quad (2)$$

この（2）式では，酵素の反応速度 v は酵素基質複合体の濃度［ES］に依存することを示している。反応速度定数や酵素基質複合体の濃度を求めることは簡単ではないので，通常は次式で酵素の反応速度を表現する。

$$v = \frac{V_{\max}[\text{S}]}{K_{\mathrm{m}} + [\text{S}]} \quad (3)$$

この式(3)は,「ミカエリス・メンテンの式」と呼ばれる。V_{max}は酵素の最大反応速度,K_mはミカエリス定数という。この式から,

$$[S] = K_m のとき, v = (1/2) V_{max}$$

となる。すなわちK_mとは,酵素の反応速度vが最大反応速度V_{max}の1/2の時の基質濃度である。このK_mは同一の酵素でpHや温度,基質の種類などの条件が同じであれば酵素に特有の値を示す。

ミカエリス定数K_mは,酵素と基質の親和性を示す指標となる。すなわちある酵素に2種類の基質,AとBがある場合を考えてみる。基質Aに対するK_m(K_m^A)が基質Bに対するK_m(K_m^B)より相対的に大きいとする。つまり,$K_m^A > K_m^B$の場合である。酵素と基質Aが相対的に結合しにくい場合,基質の濃度がより高くならなければ酵素の反応速度が最大反応速度V_{max}の1/2の速度にならない。酵素と基質が結合しにくいのは,酵素と基質の親しみやすさが小さいからと考えると,K_mが大きいのは「基質親和性が小さい(低い)」ことを意味することになる。逆に酵素と基質Bは結合しやすいとすると,基質の濃度がより低くてもこの酵素の反応速度が最大反応速度V_{max}の1/2の速度になることができる。酵素と基質が結合しやすいのは,酵素と基質の親しみやすさが大きいからと考えると,K_mが小さいのは「基質親和性は大きい(高い)」ことを意味することになる。

(2) K_mとV_{max}の求め方の実際

ミカエリス・メンテンの式は,基質濃度を無限に大きくしてゆくとvが限りなくV_{max}に近づくことを意味する。しかし,無限には近づくが永久に$v = V_{max}$にはならないことも意味するので,どんなに濃い基質濃度で酵素反応を行っても実験から直接,V_{max}の値を求めることはできない。また基質濃度を無限に濃くすることは酵素活性を阻害したり,分光光度計を用いた測定ができなくなることもある。

そこでミカエリス・メンテンの式を変形し,その酵素の反応に特有な値であるK_m,V_{max}を計算で求める式を導く。

ミカエリス・メンテンの式の両辺の逆数を取ると,次の式(4)が導かれる。

$$\frac{1}{v} = \frac{K_m}{V_{max}[S]} + \frac{1}{V_{max}} \quad (4)$$

この式(4)を,「ラインウェーバー・バークの式(または両逆数プロット)」という。いくつかの基質濃度[S]で測定して酵素反応速度vを求め,$1/[S]$に対して$1/v$をプロットすると,勾配がK_m/V_{max},y切片が$1/V_{max}$,x切片が$-1/K_m$となる(図8-1)。図から直接に,または一次関数の式を導いて$1/[S]$がゼロの時に$1/V_{max}$,$1/v$がゼロの時

に $-1/K_m$ を求めることができるので K_m, V_{max} を算出できる。

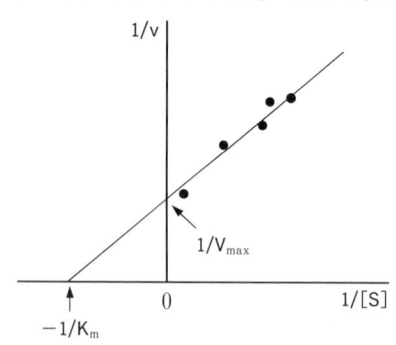

図8-1 ラインウェーバー・バークの式によるプロット
黒丸は実験での実測値。酵素反応速度 v と基質濃度 [S] それぞれの逆数をプロットしたもの。

8-2 酵素実験の基礎

(1) 酵素反応速度に影響する因子

酵素は生体内の多様な代謝を触媒し，基本的にたんぱく質であるが，たんぱく質のみからなるものと，金属や低分子の有機化合物が結合しているものとがある。後者の場合，たんぱく質部分をアポ酵素，結合しているたんぱく質以外の部分を補因子といい，全体でホロ酵素といって区別している。

酵素はその反応する相手の基質と相互作用し，酵素基質複合体を形成したあと，基質を反応生成物に変換するが，その相互作用では水溶液中での酵素や基質の電荷の状態（pHで影響される）や衝突の頻度（温度で影響される）が大きく影響する。したがって，酵素には次のような性質がある。

① 触媒として作用する
② pHによって反応速度が影響される（pH依存性）
③ 温度によって反応速度が影響される（温度依存性）
④ 特定の基質と効率よく反応する（基質特異性）
⑤ 基質の濃度が薄いうちは酵素反応速度は基質の濃度に依存する。

(2) 酵素実験法の基礎

1) はじめに

酵素はたんぱく質であり，機能を維持するには特定の高次構造を保っていることが肝要である。そのためには酵素たんぱく質の代謝回転速度（酵素の変性，分解速度）が速まる室温以上に置くのは測定をするときのみにする。測定中は，酵素試料はアイスバスに保存しておき，酵素反応を測定するときに緩衝液と基質などを含む溶液に溶かして，インキュベーションしてから一定温度で測定する。pHは適当な緩衝液を用いて

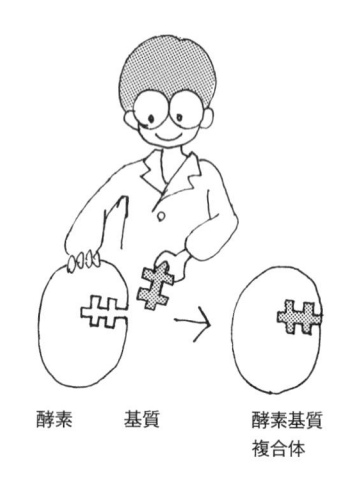

酵素　基質　酵素基質複合体

一定にし，緩衝液の種類や濃度も最適なものを予備実験で確認して用いる。試薬は不純物を含まない特級品を用い，水はイオン交換水や蒸留水などの高度な純水を使う。器具はよく洗浄し，純水ですすいだものを用いる。

2） 酵素試料

酵素が細胞に存在する場合，緩衝液中で細胞を破壊して細胞分画によって酵素を抽出する（7章参照）。生体から抽出分離した酵素の未精製の試料溶液を「粗酵素液」という。生体膜に結合している酵素の場合は精製する必要があれば界面活性剤を用いて可溶化するが，可溶化によって酵素が変性などで失活する場合には膜に結合したまま酵素反応を測定する。酵素の性質を詳しく調べるには酵素を均一に（純品に）精製しなければならない。精製法は酵素活性を維持しながらその酵素を効率よく回収できる方法が求められる[*1]。生体分子の精製法としては1章にクロマトグラフィー法が説明してあるので別の原理の酵素精製法，塩析法（分別沈殿法）とアフィニティークロマトグラフィー法を紹介する。

① 溶解度の差を利用した精製法（塩析法，分別沈殿法）

たんぱく質は塩や有機溶媒が存在すると，その濃度によって溶けやすさが異なってくる。その溶解度の差を利用して，精製したい酵素が沈殿しない濃度まで塩や有機溶媒を加え，遠心して沈殿を分離除去してからさらに塩や有機溶媒の濃度を，目的とする酵素が沈殿する濃度まで上げ，また遠心すると沈殿物中に目的の酵素が得られる。塩としては硫酸アンモニウム（硫安）や硫酸ナトリウムが，有機溶媒としてはアセトンやエタノールが代表的である。

② アフィニティー（親和性）クロマトグラフィー法

カラムクロマトグラフィーで，酵素に特異的に結合する基質や阻害剤などの「リガンド」を結合させ固定化した支持体（担体）には，基本的にその酵素のみしか結合しないことが期待される。固定化したリガンドに結合したままの状態でカラムを洗浄すると目的の酵素のみ残ることになり，pHを変化させるなどでリガンドと酵素の結合を弱めると酵素は支持体から離れ溶出される。このようにして得られた酵素は高度に精製されている。ただし酵素とリガンドとの相互作用を妨害する物質を除くため，数種類を組み合わせた精製法の最後に用いられることが多い。このような酵素と基質の親和性を利用したカラムクロマトグラフィーをアフィニティー（親和性）クロマトグラフィーという。

3） 酵素活性の単位（国際単位，ユニット，unit，U）

酵素はたんぱく質なので，その量を表すのに質量（μg, mgなど）を用いることもできるが，通常はその「働きの量」としてあらわされる。

[*1] ひとつの精製法のみで酵素が均一になることはまれで，酵素によって異なる複数の方法を組み合わせて精製する。

酵素の働きは活性と呼ばれ，活性の量をあらわす単位は「ユニット」とも呼ばれる（unit，略号はU）。酵素1単位は，1μmol（マイクロモル，アボガドロ数から計算して，6×10^{17}個の分子に相当）の基質を1分間に生成物へ変換する酵素量と定義される[*1]。

*1 酵素の単位に関する国際酵素委員会の1972年の勧告で，酵素活性をカタール（katal；略号 kat）で表すことを推奨しているが，あまり利用されていないようである。ちなみに1カタールは1秒間に基質1モルを変換させる酵素量を示している。

> 酵素1単位（unit または U）＝1μmol の基質の変化／1分間

ただし，酵素の働きは pH や温度，基質の濃度によって左右されるので，いずれの条件も通常は最適に設定する。温度は通常，室温（25℃）や37℃で行われる。基質濃度は酵素の K_m 値の100倍程度に設定すると最大反応速度に近い値が得られるが，少なくとも10分間は同じ速度で生成物が形成される基質濃度であれば良い。緩衝液や pH は，その酵素がもっとも安定に働くものが選択される。

酵素活性は，1分間あたりの基質の変化量を示すので，酵素活性を正確に測定するには次の点に注意する。まず，反応時間は時計を使って正確に測る必要がある。反応開始時間は基質や酵素を加えて反応を開始した時間とし，反応終了時間は反応停止剤や阻害剤を加えた時点とする。また酵素反応時間中は酵素の反応速度は一定でなければならない。反応途中で早くなったり遅くなったりしていないか必ずチェックする。

もし酵素反応液へ加えたたんぱく質量（mg）がわかっていれば，酵素の「比活性（U/mg）」を計算できる。この比活性は，酵素がどれだけ精製されたかを示すのに便利である。すなわち酵素の精製度が進み，混在しているたんぱく質が減れば比活性の値は上昇する。また酵素が十分精製され，純粋である場合には酵素の安定性を示す指標になる。比活性が減れば酵素が失活しつつあるか，阻害物質が混じってしまったことを示す。酵素の失活や活性化がないとして，精製の結果，酵素活性の回収がどのくらいされたかで元々の生体試料に含まれていた酵素の絶対量も計算できる。

8-3　特定の酵素による反応

酵素の性質を理解するため，基礎的な酵素化学の実験を行い，栄養と関係が深い消化酵素（加水分解酵素）の反応を行う。

(1) **アルカリホスファターゼ（ALP）**

原　理

アルカリホスファターゼ（ALP）は，人工基質 p-ニトロフェニルリン酸を基質として用いて容易に測定できる酵素で，反応生成物の p-ニトロフェノールを分光光度計で定量し，酵素の加水分解力を決めることができる。アルカリ中では p-ニトロフェノールは 420 nm での吸光度

が強くなることを利用した測定法である。アルカリホスファターゼは，動物組織では骨，腎，腸，及び胎盤において活性が高い。

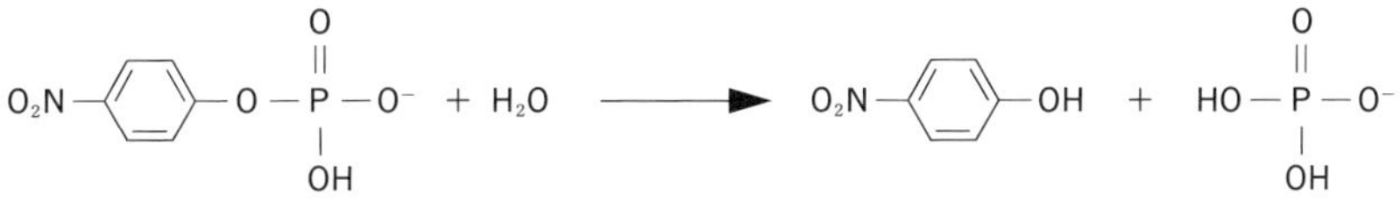

$$O_2N-\underset{}{\bigcirc}-O-\overset{O}{\underset{OH}{\overset{\|}{P}}}-O^- + H_2O \longrightarrow O_2N-\underset{}{\bigcirc}-OH + HO-\overset{O}{\underset{OH}{\overset{\|}{P}}}-O^-$$

p-ニトロフェニルリン酸　　　　　　　　p-ニトロフェノール　　　　リン酸

図 8-2 アルカリホスファターゼによる p-ニトロフェニルリン酸の加水分解

試薬・器具

① 酵素液（例：牛小腸アルカリホスファターゼ，凍結乾燥品，㈱フナコシなど）

② 0.50 M トリス-HCl 緩衝液（pH 9.5）*1：トリス 6.06 g を 80 ml ほどの蒸留水に溶解し，4 N HCl で pH を 9.5 に調節する。

③ 0.05 M 塩化マグネシウム（$MgCl_2$）：塩化マグネシウム六水和物 1.02 g を蒸留水に溶解して全量を 100 ml にする。

④ 0.083 M p-ニトロフェニルリン酸（pNPP）：p-ニトロフェニルリン酸 2 ナトリウム 6 水和塩 30.8 mg を 1 ml の蒸留水に溶解する。

⑤ 60 μM p-ニトロフェノール：p-ニトロフェノール 8.35 mg を 10 ml の蒸留水に溶解し，100 倍濃度液を調製してからさらに 100 倍希釈すると 60 μM になる。

⑥ 1 N NaOH：4 g の NaOH を蒸留水に溶解して 100 ml にする。

⑦ 分光光度計

*1 高濃度のトリス-HCl 緩衝液を使うのは，無機リン酸が反応によって生成するがこれが酵素の強い阻害剤であるため，このリン酸が反応液中に蓄積しないようにトリスヒドロキシメチルアミノメタン（トリス）の水酸基にリン酸の転移を行わせるためである。

操作

```
┌─────────────────────────────────────────┐
│ 酵素反応用溶液（酵素なし）を調製       │
│            ↓                            │
│ 37℃プレインキュベーション               │
│            ↓← 酵素希釈液 1.0 ml を添加（反応開始）│
│ 37℃インキュベーション                   │
│            ↓← 1 N NaOH 1.0 ml を添加（反応停止）│
│ 上澄み 420 nm 吸光度                    │
└─────────────────────────────────────────┘
```

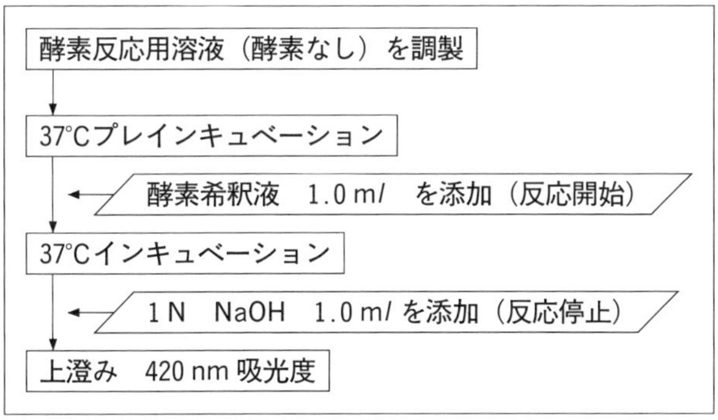

1) 酵素液の最適希釈度の決定

まず，ALP 反応中に反応生成物が一定の速度で得られる ALP 酵素の濃度を決定する必要がある。30 分間酵素の反応速度が変わらなければ充分である。ここでは精製された ALP であることを前提にするが，精製前の粗酵素液でも同様に最適希釈度を決定することが必要である。

❶ 試験管を 8 本用意する。1 本に次の酵素反応用溶液（酵素なし）を加え，37℃の恒温槽（ウォーターバスなど）に試験管内の液面が恒温

槽の液面より下になるようにセットし，数分プレインキュベーションする。酵素希釈液も1.0 mlより多い量を同様にプレインキュベーションする。

酵素反応用溶液	
0.50 M トリス-HCl 緩衝液（pH 9.5）	2.5 ml
0.05 M 塩化マグネシウム	0.1 ml
0.083 M p-ニトロフェニルリン酸	1.0 ml
蒸留水	0.4 ml
小計	4.0 ml
酵素希釈液	1.0 ml
計	5.0 ml

❷ 酵素希釈液1.0 mlを加えて混合し，その0.5 mlをただちにディスペンサーで抽出して1 N NaOHを正確に4.5 mlずつ入れてある7本の試験管の1本に噴射するように入れる。噴射の勢いですぐに混合される。酵素は強アルカリのため変性し，酵素反応は停止する。この試験管はゼロ時間，すなわちブランクの試料とする[*1]。

*1 厳密には0時間ではないが，実験操作を簡略にするためにこのように見なした。

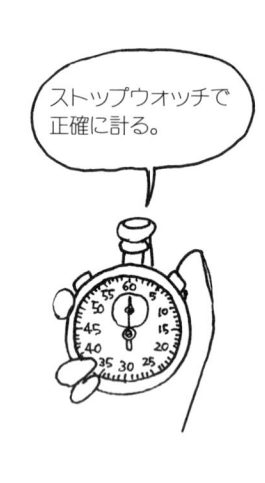

❸ ストップウォッチで時間を測りながら5分毎に同様に反応液から0.5 mlを抜き取り，NaOHが入っている試験管に移し，反応を停止する。

❹ 濁っていたら試験管を500×g，5分間遠心し，上澄みを別の試験管に移す。

❺ ゼロ時間の試験管をブランクとして，各試験管での反応液の420 nmでの吸光度を分光光度計で測定する。

❻ 縦軸に吸光度，横軸に時間をとり，時間経過と酵素反応による吸光度の増加が比例関係になっているか確認する。30分ほどの間，直線にならなければ（反応速度が一定でなければ），別の酵素希釈液を用意し，直線が得られるまで同様に試みる。酵素が貴重である場合は特にそうであるが，酵素反応が30分間ほどは直線性を保ち，かつ酵素が無駄にならない希釈濃度が望ましい。

ストップウオッチで正確に計る。

2) p-ニトロフェノールの検量曲線作成

❶ 60 μMのp-ニトロフェノール溶液を調製する。

❷ 6本の試験管を準備し，各試験管に60 μMのp-ニトロフェノール溶液を0.0, 1.0, 2.0, 3.0, 4.0, 5.0 mlを含むようにする。各試験管に1 NのNaOHを加えて総量6.0 mlでNaOHの終濃度0.17 Mになるようにする。

*2 試験管の底を指ではじいて水溶液を混合する。

❸ タッチミキサーかフィンガータッピング[*2]でよく混合し，p-ニト

ロフェノールを含まない試料をブランクとして，吸光度ゼロとする。そして各試料の吸光度を測定する。

❹ 縦軸に420 nmでの吸光度，横軸にp-ニトロフェノール濃度をとってグラフを作成する。これをアルカリホスファターゼ酵素反応の測定で生成物の量を吸光度から求めるのに用いる検量曲線とする。

3) アルカリホスファターゼ（ALP）の測定

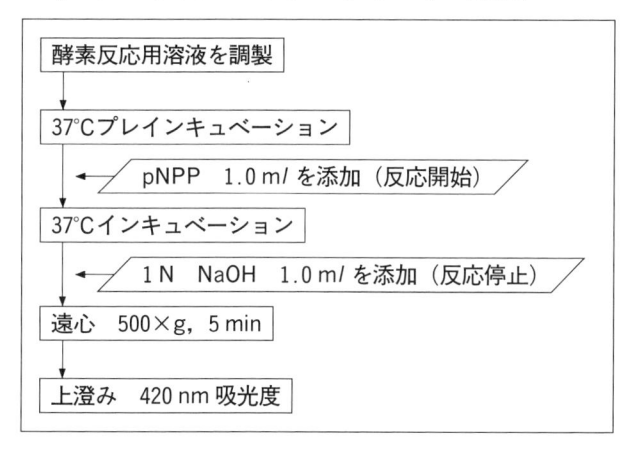

```
酵素反応用溶液を調製
    ↓
37℃プレインキュベーション
    ↓ ← pNPP 1.0 ml を添加（反応開始）
37℃インキュベーション
    ↓ ← 1N NaOH 1.0 ml を添加（反応停止）
遠心 500×g, 5 min
    ↓
上澄み 420 nm 吸光度
```

❶ 最適な希釈度に調製した酵素液を用いて実験する。次の酵素反応用溶液を作成する。

酵素反応用溶液組成	
0.50 M トリス-塩酸緩衝液（pH 9.5）	2.5 ml
0.05 M 塩化マグネシウム	0.1 ml
蒸留水	0.4 ml
酵素希釈液	1.0 ml
小計	4.0 ml
0.083 M p-ニトロフェニルリン酸	1.0 ml を添加して反応開始
計	5.0 ml

❷ 反応の開始はp-ニトロフェニルリン酸の添加で行う。いずれの液も37℃でプレインキュベーションしておく*1。

❸ あらかじめ調べておいた，酵素反応速度が一定である時間のうちに1N NaOHを1 ml加えて反応を止めた後，濁っていれば試験管を500×gで5分間遠心する。上澄みを別の試験管に移す。

❹ 分光光度計で420 nmにおける吸光度を測定する。

結 果

あらかじめ作成しておいた検量線に相当するp-ニトロフェノールの生成量を吸光度から求め，酵素の活性（U/ml）を計算する。p-ニトロフェノール生成量がp-ニトロフェニルリン酸の消費量に相当する。

*1 予備的に何分で目的の温度に達するか，調べておくとよい。特に温度が高いと酵素が失活しやすいので，プレインキュベーション時間を調整する。

(2) アミラーゼ

でんぷんの構造は一般に，ぶどう糖（グルコース）が $\alpha 1,4$-グリコシド結合で脱水縮合によって直鎖状に共有結合し，$\alpha 1,6$-グリコシド結合で枝分かれした構造をしている。アミラーゼはこのでんぷんを加水分解してグルコース単位を切り出す酵素を総称した呼び方である（アミロース・アミロペクチン加水分解酵素）。切断の様式によって α-アミラーゼ，β-アミラーゼ，プルラナーゼ，イソアミラーゼなどがある。アミラーゼ活性の測定法には，大きく分けて次の2つがある。

① 粘度の低下を測定する方法（ヨウ素でんぷん反応による液化力測定法[*1]）

② 遊離還元糖の増加を測定する方法（糖化力測定法）

1) アミラーゼ酵素の液化力測定法

原 理

でんぷん溶液にアミラーゼを加え，でんぷんの分解をヨウ素でんぷん反応の消失で観察する。酵素の働きを定性的に観察する方法である。

試薬・器具

① 唾液アミラーゼ：口腔内を生理食塩水ですすぎ，塩味がしなくなるまで唾液を飲み込み，その後の唾液を試験管に出す。

② 1％でんぷん溶液：水溶性でんぷん1gを蒸留水100 mlに加え，加熱攪拌しながら均一に溶解する。

③ 0.2 Mリン酸緩衝液（pH 6.8）：リン酸二水素カリウム（KH_2PO_4）4.16 gとリン酸一水素ナトリウム（Na_2HPO_4）4.17 gを蒸留水に溶解し，全量を100 mlにし，pH 6.8を確認する。

④ 2 M酢酸溶液：市販の氷酢酸は17.3 Mの濃度である。氷酢酸11.6 mlを蒸留水に加えて全量を100 mlに調製する。

⑤ ヨウ素液（0.01 N I_2-KI溶液）：ヨウ化カリウム500 mgを100 mlより少ない量の蒸留水に溶解し，さらにヨウ素130 mgを加えて溶解し，全体を蒸留水で100 mlにする。

⑥ インキュベーター：湯浴で保温できるものが望ましい。

操 作

❶ 唾液溶液の希釈系列を作成する。原液，1/2，1/4，1/8，1/16…。希釈は0.9％生理的食塩水で行う。各希釈系列は1 mlほどあれば良い。

❷ 別の試験管10本に0.2 Mリン酸緩衝液（pH 6.8）2 ml加え，さらに1％でんぷん溶液を5 mlずつ加え，37℃でプレインキュベーションしておく。酵素溶液も同じ温度にあらかじめ温めておく。

❸ 唾液アミラーゼの希釈系列をそれぞれ1 mlとり，試験管に加え

[*1] アミロースのらせん構造にヨウ素が入りこむと呈色する（2-1-(4)参照 (p.14)）。この呈色反応の減少によって酵素活性を測定する方法である。

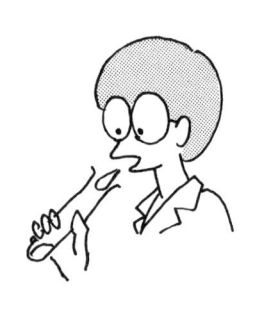

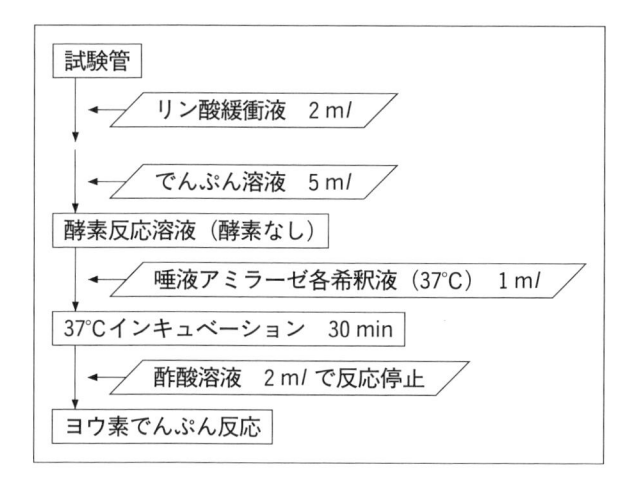

```
試験管
  ← リン酸緩衝液　2 ml
  ← でんぷん溶液　5 ml
酵素反応溶液（酵素なし）
  ← 唾液アミラーゼ各希釈液（37℃）　1 ml
37℃インキュベーション　30 min
  ← 酢酸溶液　2 ml で反応停止
ヨウ素でんぷん反応
```

る。正確に30分後，2 M 酢酸溶液 2 ml 加えて反応を停止する。ヨウ素液 1 ml ずつを加え，ヨウ素でんぷん反応を行わせる[*1]。

結　果

ヨウ素でんぷん反応が観察できる試験管に用いた酵素液の希釈倍数から唾液アミラーゼの活性（液化力，糊精化力）を次の式により求める。この場合の酵素活性は，唾液（酵素原液）1 ml によって加水分解された 1%でんぷん溶液の ml であらわされる。すなわち，

$$酵素活性 = 5 \times (1/E) \times d \quad (37℃, 30分間)$$

E：酵素液量（ml），d：希釈倍数

[*1] ヨウ素でんぷん反応では，ヨウ素がアミロースのらせん構造の内部に入り込み，特有の発色をする。この色調はアミロース鎖が長いと青色に，短ければ赤に近い色になってゆく。アミロペクチンでは赤紫色，グリコーゲンでは赤褐色である。でんぷんが加水分解されて小さくなるとヨウ素でんぷん反応の色は青から紫，さらに黄色から無色へと変化する。

8-4　アミラーゼ酵素の糖化力測定法

原　理

還元糖生成の測定による方法で，でんぷんが加水分解されると還元糖であるグルコースなどが遊離され，溶液中の還元性が増加する。そこで，グルコースを標準物質として検量曲線を作成し，アミラーゼ活性を求める。還元糖の定量にはいくつかの方法があるが，ここでは 2 章のソモギー・ネルソン法（p.18）による。

試薬・器具

① 酵素液

- 唾液アミラーゼ液（α-アミラーゼ）：p.13 を参照する。
- 膵アミラーゼ液（パンクレアチン）：1%食塩水に市販のパンクレアチン（豚膵臓，㈱フナコシなど）を 0.1%濃度になるように溶解する。不溶物は遠心分離やろ過によって取り除く。パンクレアチンは膵臓の加水分解酵素を含み，α-アミラーゼのほか，リパーゼやトリプシンなどを含む。
- 麦芽アミラーゼ：乾燥麦芽に重量の 5 倍量の蒸留水を加え，乳鉢で

すりつぶす。室温に5時間置き，次いで40℃で1時間保温してろ過し，ろ液を酵素液とする。麦芽アミラーゼは α と β の混合物である。

② 1％でんぷん溶液：p.13を参照する。

③ 緩衝液：唾液アミラーゼとパンクレアチンには0.2 Mリン酸緩衝液（pH 6.8）を使用し，麦芽アミラーゼには0.2 M酢酸緩衝液（pH 5.0）を使用する。

④ 1 N NaOH溶液

⑤ 還元糖の定量に用いる試薬：2-2糖質の定量反応（p.15）を参照する。

⑥ インキュベーター

操 作

❶ 1％でんぷん溶液5 ml，リン酸（または酢酸）緩衝液3 mlを試験管に入れて混合し，37℃でプレインキュベーションする。酵素液も別に37℃でプレインキュベーションしておく。

❷ 酵素液1 mlを試験管に加え，よく混合して37℃で30分間反応させる。

❸ 正確に30分後，1 N NaOHを5 ml加え，反応を停止する。

❹ 反応液を1 mlとり，これを還元糖の定量にもちいる。

結 果

ゼロ時間は酵素液を加える前に1 N NaOHを加え，その後酵素液を加えて組成を同じにする。この液中の還元糖を他の試験管での値から差し引くとアミラーゼによって遊離した還元糖の量を求めることができ，酵素単位や比活性を計算できる。

(1) プロテアーゼ

プロテアーゼとは，たんぱく質を加水分解する酵素を総称した呼び方である。すなわちたんぱく質分子中のアミノ酸残基[*1]間のペプチド結合を切断する。酵素によって認識するアミノ酸残基の種類が違うので，加水分解するペプチド結合の場所が異なる[*2]。

胃液中に分泌されるペプシン，膵臓から分泌されるトリプシン，キモトリプシン，などはいずれもエンドプロテアーゼで，食物由来のたんぱく質をアミノ酸に消化（加水分解）する酵素である。ペプシンは酸性側に最適pHがあり，胃酸の環境下でもっとも活性が強い。またトリプシン，キモトリプシンは十二指腸に分泌された後は中性環境下で働くので中性のpHに最適pHがある。プロテアーゼの活性測定法では，変性ヘモグロビンの加水分解速度を測定する。

---

*1 たんぱく質分子を構成しているアミノ酸をこのように呼ぶ。

*2 たんぱく質のアミノ末端側やカルボキシル末端側から1つずつアミノ酸を加水分解して遊離させるプロテアーゼをエキソペプチダーゼ，末端より内部のペプチド結合を加水分解するプロテアーゼをエンドペプチダーゼという。エキソペプチダーゼのうち，アミノ末端から作用する場合，アミノペプチダーゼといい，カルボキシル末端から作用する場合，カルボキシペプチダーゼという。

試薬・器具

① ペプシン溶液：精製されたものが市販されている（ペプシンA，豚胃，凍結乾燥品，㈱フナコシなど）。0.5 mg/ml 0.01 N 塩酸の濃度に調製する[*1]。使用に際して常時冷却しておく。

② 基質たんぱく質溶液（2.5％ヘモグロビン溶液）：ヘモグロビン（牛赤血球，ペプシン消化反応用，㈱フナコシなど）2.5 g に蒸留水 100 ml を加え，ワーリングブレンダーで3〜5分溶解し，グラスウールでろ過する。ろ液の 80 ml に 20 ml の 0.3 N HCl を加え，総量を 100 ml にする。

③ 5％トリクロロ酢酸（TCA）溶液：トリクロロ酢酸 5.0 g をとり，蒸留水に溶解して全体を 100 ml にする[*2]。

④ インキュベーター

⑤ 分光光度計

[*1] ペプシンの反応はHCl溶液中で行うので緩衝液は特に必要ない。

[*2] TCAはたんぱく質を変性し，塩として沈殿させる。この性質を利用して，水溶液からたんぱく質を沈殿除去したり酵素反応を停止させるのに使われる。

操 作

```
ヘモグロビン溶液　5 ml
       ↓
37℃，プレインキュベーション
       ↓←── ペプシン溶液　1 ml
37℃，10 min
       ↓←── 5％ TCA 溶液　10 ml
遠心，またはろ過
       ↓
上澄み，またはろ液
       ↓
280 nm での吸光度
```

❶ 6本の試験管に 2.5％ヘモグロビン溶液 5 ml を加え，37℃でプレインキュベーションする。ヘモグロビン溶液は基質たんぱく質溶液である。各々の希釈酵素液に試験管2本を用いる。1本は反応液で，もう1本はブランク用とする。

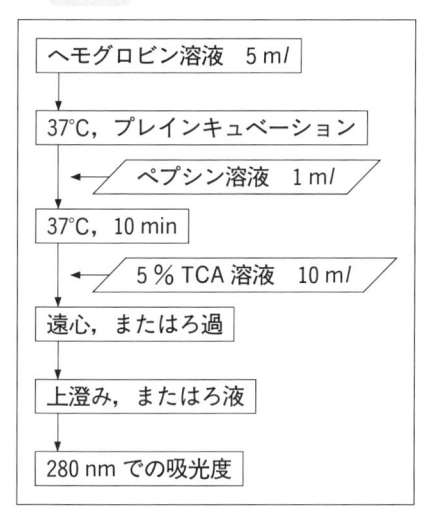

❷ ペプシン溶液は 5，10，20 μg/ml の3種類の濃度になるように 0.01 N HCl で希釈する。各々 1 ml 以上準備する。ペプシン溶液は 37℃にプレインキュベーションしておく。

❸ 希釈酵素液おのおの 1 ml ずつを基質たんぱく質溶液の試験管に加え，よく混合する。このとき1本はブランクとし，5％トリクロロ酢酸（TCA）溶液 10 ml をあらかじめ入れておいた試験管に酵素希釈液を加える。

❹ 正確に10分間インキュベーションする。

❺ 5% TCA 溶液10 ml を加えて反応を止める。ブランクの試験管は10分のインキュベーションのみ行う。

❻ 3,000 rpm, 10分間遠心分離, またはろ過して上澄みまたはろ液を回収する。

❼ 280 nm での吸光度を測定する。吸光度はペプシンによる加水分解反応によって遊離し, TCA でも沈殿しないアミノ酸の量に依存する。

結 果

反応液の吸光度からブランクの吸光度を差し引いた値がプロテアーゼによって遊離してきたアミノ酸量に相当する。反応液中の TCA 可溶性物質（遊離したアミノ酸）の 280 nm での吸光度 0.001 の 1 分間あたりの変化が 1 単位に相当する。

プロテアーゼ活性
　　　1 単位＝280 nm での 0.001 の吸光度変化/1 分間
---

9 核酸の定性・定量

9-1 DNA の紫外吸収スペクトル

原理

核酸はその構造や機能から DNA[*1] と RNA[*2] に分類される。DNA は遺伝情報を持っていて主に核の中に存在する。DNA は細胞の中でたんぱく質を合成する時に、どのようなアミノ酸を順番に配列するかの指令を持っている。RNA は核と細胞質にあり、mRNA[*3]、tRNA[*4]、rRNA[*5]の三種類がある。mRNA は主に核の中にあり、DNA の情報をたんぱく質合成の場に伝達する役割をする。tRNA はたんぱく質合成をするリボゾームにたんぱく質の材料となるアミノ酸を運搬する。rRNA はたんぱく質合成の場となっている。

DNA の構造は J. D. Watson と F. H. C. Crick により解明された。彼等は X 線回折を駆使し、DNA が二重らせん構造[*6]をしていることをつきとめた。核酸は塩基、糖、リン酸からなる。DNA にはデオキシリボース、RNA にはリボースという構造の類似した糖が含まれる。塩基は様々な構造のものが発見されている。DNA にはアデニン (A)[*7]、グアニン (G)[*8]、シトシン (C)[*9]、チミン (T)[*10]の 4 種類の塩基が主に含まれている。DNA の中ではアデニンとチミン、グアニンとシトシンが互いに向き合っていて 2 本または 3 本の水素結合で結合している。これを相補性 (complementarity) という。RNA に含まれる主な塩基はアデニン (A)、グアニン (G)、シトシン (C)、ウラシル (U)[*11]である。DNA の部分構造を図 9-1 に示した。

核酸の溶液は無色に見える。しかし、核酸は紫外部に吸収を持っている。これは核酸に含まれるアデニン、グアニン、シトシン、チミンなどの塩基が、260 nm 付近にそれぞれ特徴的な吸収を持つためである。吸収のピークの位置は塩基によって異なる。核酸に含まれる塩基の種類と割合は、核酸の試料によって大きく異なる。したがって各々の核酸の紫

*1 デオキシリボ核酸 (deoxyribonucleic acid)
*2 リボ核酸 (ribonucleic acid)
*3 メッセンジャー RNA (messenger RNA)
*4 トランスファー RNA (transfer RNA)
*5 リボゾーマル RNA (ribosomal RNA)
*6 DNA の B 型二重らせん構造の Watson-Crick モデル

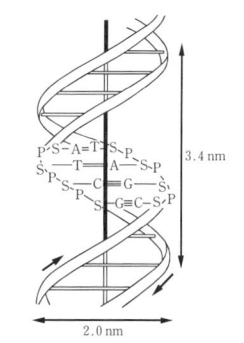

*7 adenine
*8 guanine
*9 cytosine
*10 thymine
*11 uracil

図 9-1　DNA の部分構造

外吸収のピーク位置は，核酸によって微妙に違ってくる。この 260 nm 付近のピークは，DNA とたんぱく質の溶液を見分けるときに役立つ[*1]。1 mg/ml DNA 溶液の λ_{max} における吸光度は 20 である。したがって，DNA 溶液の λ_{max} の吸光度を測定すると，その溶液の DNA 濃度が計算できる。ここでは DNA の紫外吸収スペクトルを測定し，260 nm 付近に λ_{max} があることを確認する。さらに λ_{max} の吸光度から DNA 溶液の濃度を計算する。

試 薬

① 　ニシン精子 DNA[*2]溶液　1 mg/ml　0.15 M NaCl[*3]
② 　0.15 M NaCl[*4]

器具・装置

① 　分光光度計，石英セル

操 作

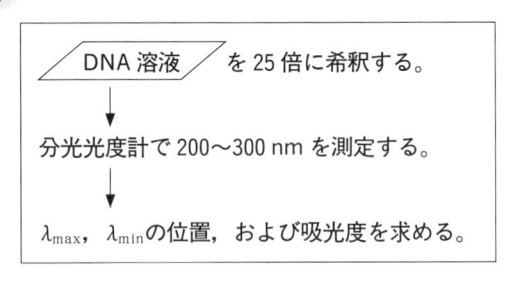

```
DNA 溶液 を 25 倍に希釈する。
    ↓
分光光度計で 200〜300 nm を測定する。
    ↓
λmax，λmin の位置，および吸光度を求める。
```

❶ DNA 溶液を正確に 25 倍に希釈する。すなわち DNA 溶液を正確に 1 ml 秤量し，これを 25 ml のメスフラスコに入れ，0.15 M NaCl 溶液を加えて 25 ml とする。

❷ よく混合しセルに入れる。

❸ 石英セルを用い 260 nm 付近の最大吸収波長の吸光度を測定する。0.15 M NaCl 溶液をブランクとし，DNA を 25 倍に希釈した溶液の 300 nm から 200 nm までの吸光度を測定する。グラフ用紙に吸光度を 5 nm ごとにプロットして吸収曲線を書き，最大吸収波長（λ_{max}）お

[*1] たんぱく質の溶液は 280 nm 付近に吸収のピークがある。

[*2] たとえば Boehringer Mannheim 社製の herring sperm DNA（223646）などの市販されているものを用いても良い。サケ精子等，他の DNA でもよい。

[*3] DNA は生理的条件下では蒸留水ではなくミネラルやたんぱく質などの溶解した水に溶解している。したがって蒸留水ではなく 0.15 M NaCl 溶液に溶解する。DNA を蒸留水に溶解してみると，溶けにくいことがわかる。

[*4] NaCl の分子量を 58.44 とすると
　58.44×0.15 (M)
　　= 8.766 (g)
0.15 M NaCl を作成するには NaCl 8.766 g を溶解して 1 l とする。0.15 M NaCl は約 0.88 % となるので生理的食塩水（0.9 % NaCl）とほぼ同じ濃度になる。

よび最小吸収波長（λ_{min}）の吸光度を求める。

結 果

① 測定した DNA の吸収曲線は図 9-2 のようになる。測定した吸収曲線より最大吸収波長（λ_{max}）を求める。また，このときの吸光度も求める。

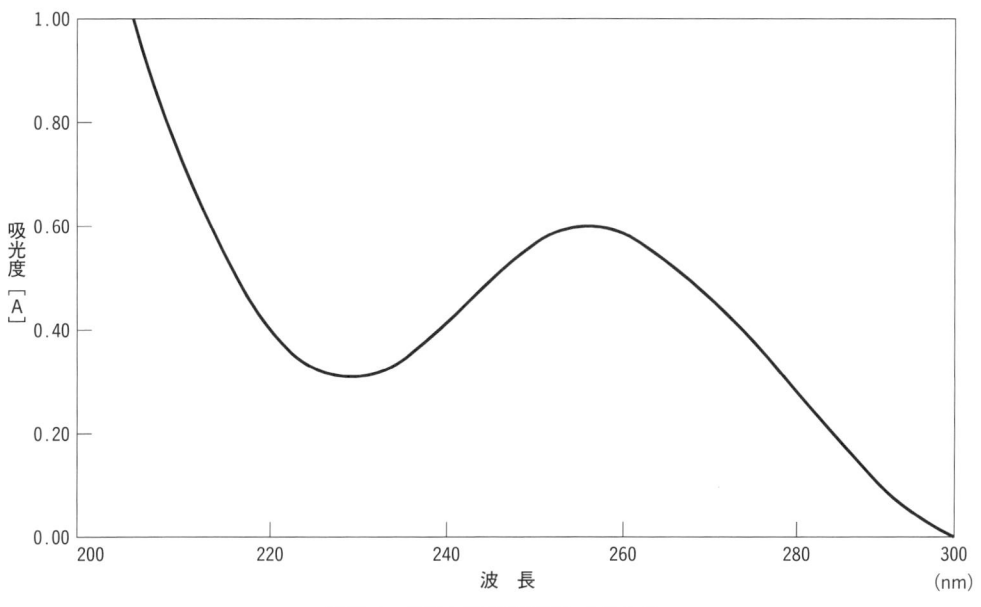

図 9-2 DNA 紫外吸収スペクトル

② 1 mg/ml DNA の λ_{max} における吸光度は 20 である。この実験で測定した λ_{max} の吸光度を a とし，DNA 溶液の濃度を計算する。

$$1 : c = 20 : a$$
$$c(\mathrm{mg/m}l) = \frac{1 \times a}{20}$$

　　c：DNA 溶液を 25 倍に希釈した溶液の濃度

③ c は DNA 溶液を 25 倍に希釈したものである。DNA 溶液の濃度を求める。

$$d(\mathrm{mg/m}l) = c \times 25$$

　　d：DNA 溶液の濃度

④ DNA 溶液は，精子から抽出した DNA を 1 mg/ml の濃度で溶解したものである。実験に用いた DNA は 100 ％純粋ではない。実験で用いた DNA の純度（％）を計算する。

$$e(\%) = d \times 100$$

　　e：精子 DNA の純度

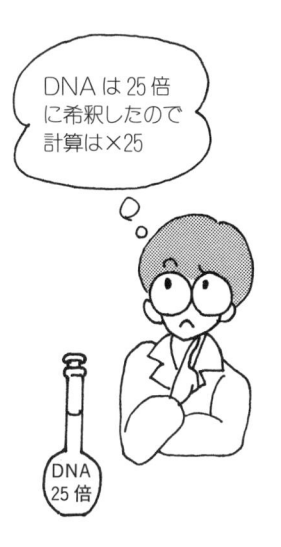

（吹き出し）DNA は 25 倍に希釈したので計算は ×25

9-2 DNAのリン定量

原理

核酸の構造は塩基と塩基をリン酸（H_3PO_4）と糖[*1]が結合している（図9-2）。したがって核酸の中には必ず一定量のリンが存在する。ここではFiskeとSubbarowが開発した方法を用いてDNAのリンを定量する。

試薬

① DNA溶液　1 mg/ml　0.15 M NaCl

② フィスケ・サバロー試薬[*2]：2.5％モリブデン酸アンモニウム10 ml，6 N H_2SO_4 10 ml，10％ L-アスコルビン酸10 ml，蒸留水20 mlを混合し50 mlとする。フィスケ・サバロー試薬は用時調製[*3]する。

器具・装置

① ミクロケルダールの灰化装置

② インキュベーター

③ 分光光度計

操作

❶ DNA溶液（1 mg/ml　0.15 M NaCl）0.5 mlを正確に秤取し，灰化フラスコに入れ，ミクロケルダールの灰化装置[*4]を用いて灰化する。この操作はドラフト内で行う。濃硫酸（c-H_2SO_4），70％過塩素酸（$HClO_4$）を少量ずつ滴下しながらドラフト内で30分〜2時間程度加熱する。液の色が淡緑色から透明に変化したら，灰化は終了する。灰化が終わったら室温で保管する。

❷ 灰化したDNA溶液を25 mlメスフラスコにうつす。蒸留水を灰化フラスコに少量入れて中を洗った後，メスフラスコにうつす。この操作を何回も繰り返し，灰化フラスコ内の灰化したDNAをすべてメスフラスコにうつす。

❸ 蒸留水を加えて25 mlにする。メスフラスコをよく振とうする。

❹ 25 mlに希釈した灰化DNA溶液のうち，3 mlをサンプルとして試験管にとる。別の試験管にブランクとして蒸留水3 mlをとる。

❺ フィスケ・サバロー試薬2 mlを2本の試験管に加え，よく混合する。

❻ 37℃，30分間インキュベーションする。

❼ 室温に冷却しセルに入れる。

❽ 分光光度計で820 nmの吸光度を測定する。

結果

① 図9-3に示したリン検量線を用いて，試験管に含まれるリンの量

[*1] DNAの場合はデオキシリボース deoxyribose（$C_5H_{10}O_4$），RNAの場合はリボース ribose（$C_5H_{10}O_5$）である。

[*2] Fiske-Subbarow試薬

[*3] 用時調製とは別々に作成しておいた試薬を使用直前に混合して使用することをいう。混合して長時間放置すると酸化したり，化学成分が分解したりするためにこの手法を用いる。ここでは実験当日に混合する。

[*4] ミクロケルダールの灰化装置

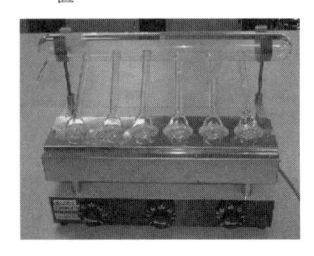

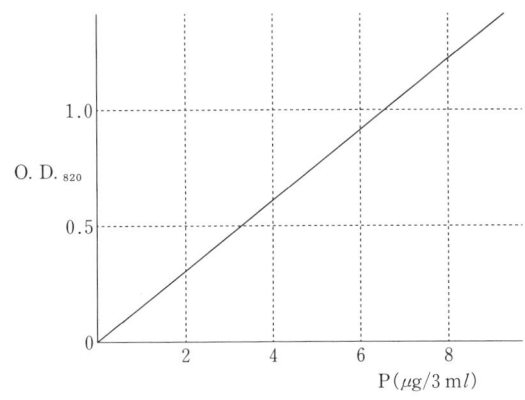

図9-3 リン検量線[*1]

*1 リン検量線は次のようにして作成する。リン酸二カリウム（K_2HPO_4）34.8 mg を 1 l の蒸留水に溶解し，0.2 mM リン酸二カリウム溶液を作る。この溶液を1000倍に希釈し 0.2 μM リン酸二カリウム溶液とする。この溶液 0，1，2，3 ml を試験管に採取し，蒸留水を加え 3 ml とする。操作❺〜❽に従い反応させる。0.2 μM リン酸二カリウム溶液 3 ml 中にリンは 18.58 μg 検出される。

(μg) を求める。

② この実験でリン定量に用いた DNA の量を計算する。

$$f(\text{mg}) = 1 \times 0.5 \times d \times \frac{3}{25}$$

　　f：リン定量に用いた DNA の量

　　d：DNA 溶液の濃度

③ リン重量は DNA 重量の何％になるか。①で求めたリンの量 (μg) を用いて計算する。

$$g(\%) = \frac{b}{f \times 1{,}000} \times 100$$

　　g：DNA 中のリンの％

　　b：検量線から求めたリンの量（μg）

④ DNA 中のリンは約 9％である。リン 1 原子当たりの吸光係数を $\varepsilon(P)$ で表すと，次のような関係が成立する。

$$C = b \times \frac{25}{3} \times \frac{1}{0.5} \times \frac{1}{1{,}000}$$

　　C：リンの濃度（mg/ml）

$$\varepsilon(P) = 30.98 \times \frac{E}{Cl}$$

　　E：測定する核酸溶液の λ_{max} における吸光度

　　$E = a \times 25$

　　l：測定する液層の厚さ（cm）

　　　セルの厚さは 1 cm なので $l = 1$

上の式を用いて DNA の $\varepsilon(P)$ を求める。中性溶液中での DNA の $\varepsilon(P)$ は λ_{max} で 6,000〜8,000 である。

> **DNAの抽出**
>
> 　実験では動物の胸腺や魚の精子から抽出したDNAを用いても良い。DNAの代表的な抽出法はSDS-フェノール法である。動物の胸腺を5～10倍量の0.15 M NaCl-0.04 M EDTA（pH 8.5）溶液中で細断し，ホモジナイズする。魚の精子を用いる場合は細断しなくても良い。ドデシル硫酸ナトリウム（SDS）[*1]を水に溶かしておき，SDSが最終濃度2％（w/v）になるように加え，30分撹拌する。等容量の水飽和フェノールを加えさらに1時間撹拌する。遠心分離して水層とフェノール層を分離する。フェノール層に最終濃度が2％（w/v）になるよう酢酸ナトリウム（CH_3COONa）溶液を加え，ついで等容量の冷95％エタノールをガラス棒で撹拌しながら少量ずつ加える。白い繊維状のDNAがガラス棒に巻き付く。

*1　sodium dodecyl sulfate　界面活性剤として用いる。
　　$CH_3(CH_2)_{10}CH_2OSO_3Na$

10　遺伝子 DNA 取り扱いの基礎実験

　遺伝情報は生物の個体の維持や子孫を残すのに重要である。組み換え DNA の手法はそれらの遺伝情報を解明するのになくてはならない技術であり，大腸菌の形質転換や種々の制限酵素や修飾酵素の発見によりそれがもたらされた。本実験ではその大腸菌の形質転換と薬剤耐性マーカーをいれたプラスミド DNA の抽出や簡単な制限酵素地図の作製を目指す。大学における組みかえ DNA 実験の指針は，http://animex.biken.osaka-u.ac.jp/public/facility/law/DNAkumikae.htm を参照する。

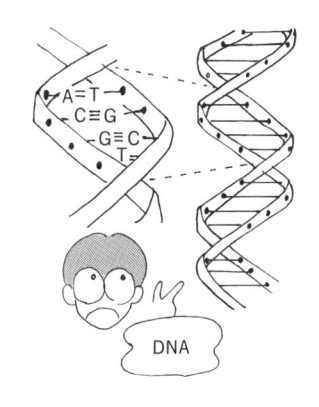

10-1　大腸菌の形質転換

原理

　カルシウム溶液で処理し細胞膜の透過性が高まった大腸菌が，外来の DNA を受け入れる能力のある細胞（competent cell）になることを利用して，抗生物質耐性の遺伝子を導入する。

試薬・用具

試薬・器具は基本的にすべて滅菌した物を用いる

① 大腸菌：HB 101 TAKARA 9051，JM 109 TAKARA 9052 などを用いる。

② LB 溶液：バクトトリプトン（bacto trypton）10 g，バクトイーストエキストラクト（bacto yeast extract）5 g，NaCl 10 g を蒸留水に溶かし，5 N 水酸化ナトリウム（NaOH）0.2 ml を加え蒸留水で 1 l とし，オートクレーブで滅菌する。ふたを開けたら冷蔵庫保存する。

③ LB 寒天培地：LB 溶液 1 l につき 15 g のバクトアガー（bacto agar）を加えオートクレーブし，50～60℃までさめたらアンピシリンを 50 μg/ml の割合で混ぜてシャーレにまく。使用するまで冷蔵庫保存する。

④ SOB 培地：バクトトリプトン 20 g，バクトイーストエキストラ

クト5g, NaCl 0.5g, 5N NaOH 0.2mlを蒸留水に溶かして1lとし, オートクレーブする。空冷後1M塩化マグネシウム（MgCl₂）10ml, 1M硫酸マグネシウム（MgSO₄）10mlを加える。

⑤ SOC培地：SOB培地1lに1Mグルコース20mlを加える。

⑥ 0.1M塩化カルシウム溶液：塩化カルシウム（CaCl₂）16.8g/100mlを作ってフィルター滅菌する。4℃で保存する。

⑦ 80mM塩化マグネシウム/50mM塩化カルシウム溶液：MgCl₂ 1.62g, CaCl₂ 0.84gを100mlの蒸留水にとかしてフィルター滅菌し, 4℃で保存する。

⑧ プラスミドDNA：市販のプラスミドDNAで, アンピシリン耐性遺伝子を持つもの（たとえばpUC 19（TAKARA 3219）やpBR 322（TAKARA 3050）を用いる。

⑨ 振とう恒温漕

⑩ 低速遠心機

操 作

前 日

大腸菌JM 109株のコロニー1つを5mlのLB液体培地に移し, 一晩培養する。

当 日

❶ 一晩培養した菌0.2mlを20mlのLB液体培地に移し, 37度で振りながら培養する。吸光度（OD）が550nmで, 0.4～0.6*¹になるまで培養する。

*1 だいたい1～1.5時間かかる。

❷ 吸光度が0.4以上になったら氷中に10分おき, 遠心機で2,500rpm, 5分間遠心する。以下なるべく菌を暖めないようにする。

❸ 上清を捨て, 沈殿した大腸菌を80mM MgCl₂/50mM CaCl₂溶液約2mlで懸濁する。

❹ 氷中に10分おき, 2,500rpm, 5分間遠心する。

❺ 上清を捨てて, 大腸菌の沈殿に0.1M CaCl₂ 400μlをいれてよく混ぜる。このとき激しく振ってはいけない。

❻ プラスミドDNA（50～100ng）の入ったチューブに菌を100μl入れて氷上20分おく。

❼ 42℃で, 55秒間加温する。

❽ ただちに氷上に戻し, 1分おく。

❾ LB液体培地800μlを添加して37℃で, 45分から1時間加温する。

❿ 培養液200μlをそのままプレートにまくか, もしくは全量を2,500rpm, 5分間遠心し, 上清を適宜捨て, アンピシリン入りのLB

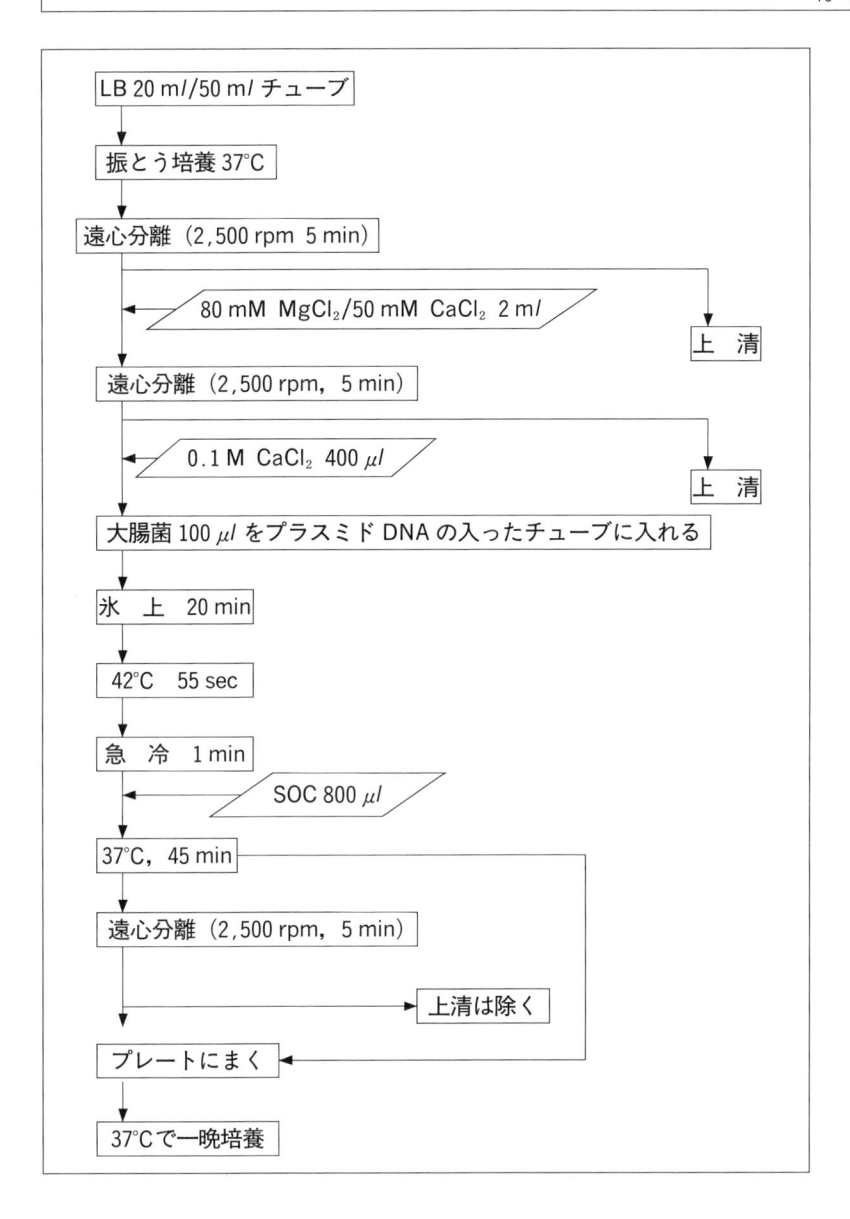

```
┌─────────────────────────────────┐
│  LB 20 ml/50 ml チューブ          │
└────────────┬────────────────────┘
             ↓
┌─────────────────────────────────┐
│  振とう培養 37℃                    │
└────────────┬────────────────────┘
             ↓
┌─────────────────────────────────┐
│  遠心分離（2,500 rpm 5 min）       │
└────────────┬────────────────────┘
             │
    ╱80 mM MgCl₂/50 mM CaCl₂ 2 ml╱ ────→ │上 清│
             ↓
┌─────────────────────────────────┐
│  遠心分離（2,500 rpm, 5 min）      │
└────────────┬────────────────────┘
             │
    ╱ 0.1 M CaCl₂ 400 μl ╱ ──────────→ │上 清│
             ↓
┌─────────────────────────────────┐
│ 大腸菌 100 μl をプラスミド DNA の入ったチューブに入れる │
└────────────┬────────────────────┘
             ↓
┌─────────────────────────────────┐
│  氷 上  20 min                   │
└────────────┬────────────────────┘
             ↓
┌─────────────────────────────────┐
│  42℃  55 sec                   │
└────────────┬────────────────────┘
             ↓
┌─────────────────────────────────┐
│  急 冷  1 min                    │
└────────────┬────────────────────┘
             │
    ╱ SOC 800 μl ╱
             ↓
┌─────────────────────────────────┐
│  37℃, 45 min                   │
└────────────┬────────────────────┘
             ↓
┌─────────────────────────────────┐
│  遠心分離（2,500 rpm, 5 min）      │
└────────────┬────────────────────┘
             │ ────→ │上清は除く│
             ↓
┌─────────────────────────────────┐
│  プレートにまく                     │
└────────────┬────────────────────┘
             ↓
┌─────────────────────────────────┐
│  37℃で一晩培養                    │
└─────────────────────────────────┘
```

寒天培地のプレートにまく。コンピテントセルがうまく作れた場合，全量まくと多すぎるが，そうでない場合はかなり多くまかないと翌日コロニーがカウントできない。いくつかのスケールで2〜3枚まくとよい。

❿ 37℃で一晩培養する。

翌 日

コロニーの数を数える。1 μg のプラスミド当たりのコロニーの数（CFU；colony forming unit）を算出する。実験がうまくいった場合 10^5〜10^6 の数のコロニーがでるはずである。

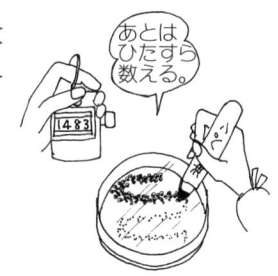

10-2 プラスミドの抽出

原理

DNAの二本鎖はアルカリ処理で一本鎖に解離する。ゲノムDNAは解離した相補鎖がバラバラに離れるが，環状プラスミドは解離した相補鎖が離れずにとどまる。溶液を中性に戻すとゲノムDNAは再会合せず，プラスミドDNAは会合して再び二本鎖を形成する。会合したプラスミドは溶液として回収され，ゲノムDNAと大腸菌のたんぱく質などは不溶性になり，残渣として除去される。

試薬・器具

① アルカリSDS溶液（0.2 N NaOH/1% SDS溶液）：NaOH 0.8 gとドデシル硫酸ナトリウム（sodium dodecyl sulfate）1 gを蒸留水に溶かして100 mlとする。

② ハイソルト液：5 M酢酸カリウム（CH_3COOK）溶液60 ml，酢酸（CH_3COOH）11.5 ml，蒸留水28.5 mlをまぜて滅菌し，4℃に保存する。

③ 0.5 M EDTA：エチレンジアミンテトラ酢酸2ナトリウム（$C_{10}H_{14}N_2Na_2O_8 2 H_2O$）176 gを適当な量の蒸留水にとかし，10 N NaOH溶液を加えてpH 8.0に合わせ1 lとする。

④ TE溶液（20 mM Tris-HCl/1 mM EDTA）：トリスヒドロキシメチルアミノメタン（$C_4H_{11}NO_3$）121.1 gを蒸留水にとかし塩酸を加えpH 7.5にした1 M溶液を作る。その溶液2 mlと③の0.5 M EDTA 200 μlに蒸留水を加えて100 mlとする。

⑤ エタノール

⑥ 3 M酢酸ナトリウム：$C_6H_5Na_3O_7・2 H_2O$ 20.4 gを酢酸でpH 5.2にし，蒸留水で100 mlとする。

⑦ 50×TAE：トリスヒドロキシアミノメタン24.2 g，酢酸15.7 ml，0.5 M EDTA（pH 8.0）10 mlを蒸留水で100 mlとし，滅菌する。

⑧ LB溶液：10-1 大腸菌の形質転換（p.91）を参照。

⑨ フェノール−クロロホルム溶液：市販のTE飽和フェノールに等量のクロロホルムを加えてよく混ぜ，静置してTE層とフェノールクロロホルム層が分離してから使用する。4℃で保存する。

⑩ アガロースゲル：分子生物学用アガロース1 gに1×TAE溶液100 mlを加え，電子レンジで溶かし，60℃くらいに冷めたらゲル作成用のトレイに流し込み，コームを差し込む。固まったらコームを抜く。サランラップに包んで冷蔵庫に保存する。

⑪ 制限酵素：精製したプラスミドに部位が存在する制限酵素。たと

えば EcoR I，Sal I，Pst I などである。

⑫　RNase A：RNase A の粉末を TE 溶液に溶かし，$100\,\mu g/ml$ とする。DNase を失活させるために沸騰浴中に 10 分おく。または溶液になったものを購入する。

⑬　酵素反応溶液：制限酵素に添付されている 10×の酵素反応液を 10 倍希釈し，制限酵素を加える。酵素の 1 U（ユニット）は $1\,\mu g$ の DNA を一時間で切断することを示すが，この実験のように夾雑物が混入する場合は DNA 量の 10〜100 倍のユニットの酵素量が必要となる。

⑭　分子量マーカー：λDNA を各種制限酵素で処理した物である。たとえば λ/Hind III 分解したもので，TAKARA 3403 を用いる。

フラグメント	塩基対（kbp）	分子量（$\times 10^6$Da）
1	23.13	15.0
2	9.42	6.12
3	6.56	4.26
4	4.36	2.86
5	2.32	1.51
6	2.02	1.32
7	0.56	0.37
8	0.13	0.08

Agarose S (1% gel)
23.13 (kbp)
9.42
6.56
4.36
2.32
2.02

図 10-1　λDNA を Hind III で切断したパターン

⑮　色素：0.25％ブロムフェノールブルー（BPB），0.25％キシレンシアノール（XC），30％グリセロールを蒸留水に溶かす。

⑯　エチジウムブロマイド溶液：EtBr を蒸留水で溶かし，$10\,\mathrm{mg/m}l$ とする。市販品で溶液の状態のものがある。

⑰　サブマリン型電気泳動装置とゲル作成トレイ：たとえばアドバンス社の Mupid 2 を用いる（図 10-2）。

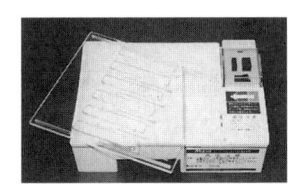

図 10-2　電気泳動装置

（廣田才之編，『栄養生化学実験』，共立出版 (1997)）

⑱　トランスイルミネーター：コスモバイオ　CSF-20CF
⑲　ポラロイドカメラ：ACMEL CRT CAMERA　M-085D
⑳　低速遠心機
⑳　振とう恒温漕

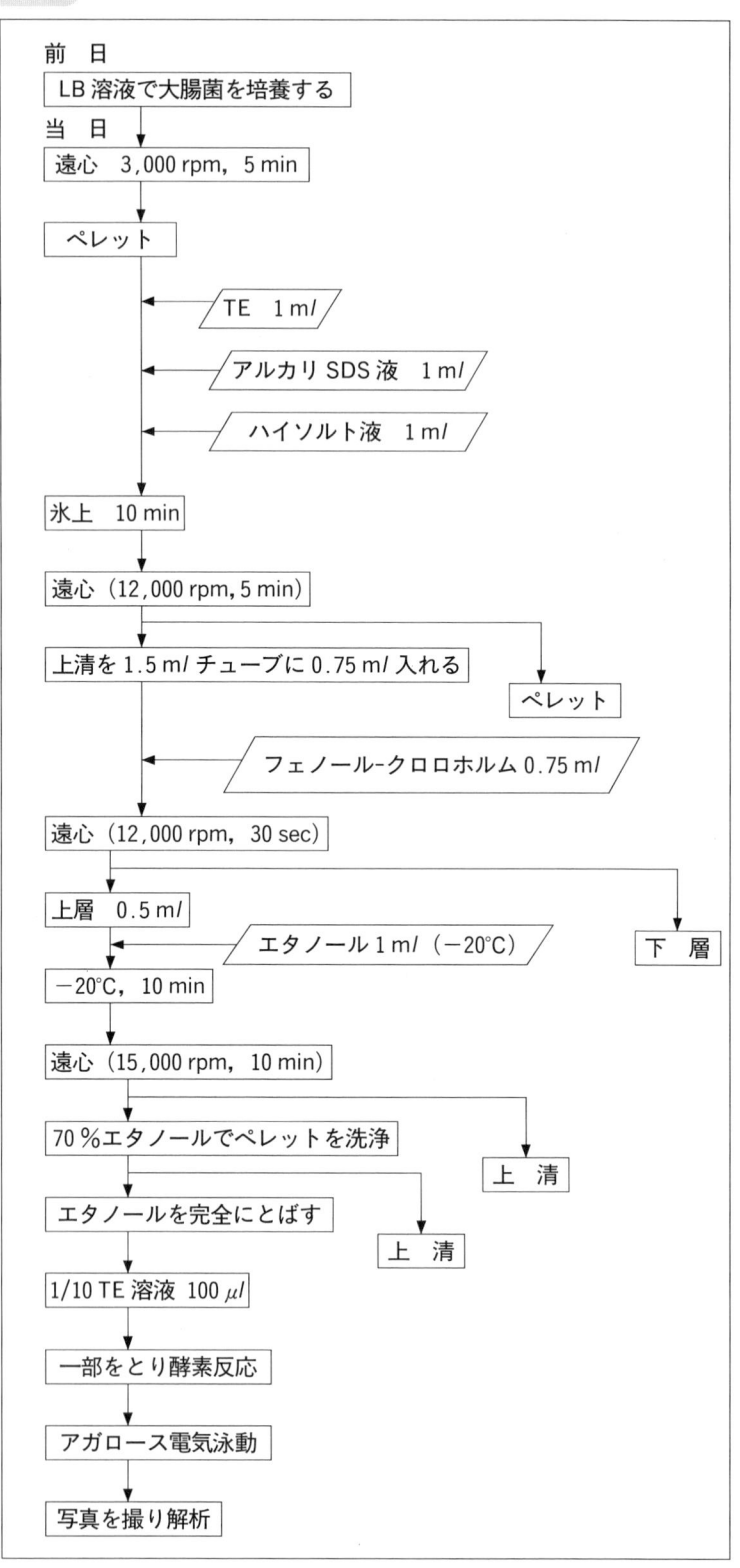

操 作

前日
- LB 溶液で大腸菌を培養する

当日
- 遠心 3,000 rpm, 5 min
- ペレット
  - ← TE 1 ml
  - ← アルカリ SDS 液 1 ml
  - ← ハイソルト液 1 ml
- 氷上 10 min
- 遠心 (12,000 rpm, 5 min)
- 上清を 1.5 ml チューブに 0.75 ml 入れる → ペレット
  - ← フェノール-クロロホルム 0.75 ml
- 遠心 (12,000 rpm, 30 sec)
- 上層 0.5 ml → 下層
  - ← エタノール 1 ml (−20℃)
- −20℃, 10 min
- 遠心 (15,000 rpm, 10 min) → 上清
- 70 % エタノールでペレットを洗浄 → 上清
- エタノールを完全にとばす
- 1/10 TE 溶液 100 μl
- 一部をとり酵素反応
- アガロース電気泳動
- 写真を撮り解析

前　日

プラスミド DNA で形質転換された大腸菌のコロニー（たとえば 10-1 の実験ででたもの）1 つを 20 ml のアンピシリン（75 μg/ml）の入った LB に移し，37℃で振とうしながら一晩培養する。

当　日

❶　培養液を 3,000 rpm，5 分間遠心後上清をすて，キムタオルに伏せて完全に除く

❷　大腸菌のペレットを 1 ml の TE 液にボルテックスにて完全にけん濁する。

❸　アルカリ SDS 液 1 ml をまぜ，氷中に置く*1。

❹　冷却したハイソルト溶液 1 ml をいれて全体を静かに混ぜる*2。氷上に 10 分置く。

❺　1.5 ml チューブに移し，4℃にて 12,000 rpm で 5 分間遠心する。

❻　白い残さは入れないようにし，0.75 ml の上清を新しいチューブ 2 本に入れる*3。

❼　フェノール-クロロホルム 0.75 ml を加え，よく振とうし，12,000 rpm，30 秒間遠心する。

❽　上清 0.5 ml を新しいチューブに移し，-20℃のエタノール 1 ml を加え，-20℃に 10 分置く。

❾　4℃で 15,000 rpm，10 分間遠心する。非常に小さな沈殿ができる*4。

❿　上清を除き，ペレットを 70％エタノールで洗浄する。

⓫　70％エタノールをピペットにて完全に除く*5。約 5 分風乾してエタノールを完全にとばす。

⓬　ペレットになっている DNA を 1/10 TE でとかし，一本のチューブに集め 100 μl とする。

⓭　一部をとって制限酵素溶液を加える*6。37℃で 0.5〜1 時間保温する。

⓮　酵素反応液に 2 μl の色素を加える。

⓯　泳導槽にゲルが沈む量の 1 x TAE をいれ，1％アガロースゲルをセットする。

⓰　ウエルに試料を添加し，分子量マーカー（0.5〜1 μg）とともに 100 V で 25〜30 分電気泳動する。XC と BPB がゲルを 3 等分するような場所にまで泳動されるはずである（図 10-3）。

⓱　EtBr*7（10 mg/ml）7.5 μl を 150 ml の TE にいれ，ゲルを 10 分間ひたす。次にゲルの周りの EtBr を水で洗って取り除く。

⓲　トランスイルミネーター*8で DNA 断片を確認し，ポラロイドカ

*1　ここで透明度が増す。
*2　たんぱく質，大腸菌の染色体 DNA が変性した白いかすが出る。
*3　RNA とプラスミド DNA が上清に回収される。
*4　塩とエタノールの存在で核酸の溶解度が減少し，沈殿する。
*5　沈殿が舞い上がったらもう一度軽く遠心する。
*6　抽出された DNA 量によりサンプル量が決まる。DNA 量はうまくとれれば 100〜200 μg あるはずである。サンプル量は 1〜2 μg でよく，サンプル量＋水で 12 μl にし，さらに 1.5 μl 10 x 制限酵素緩衝液，制限酵素 0.5〜1 μl，100 μg/ml RNase 1 μl を加え，あわせて 15 μl とする。場合によっては適宜スケールアップする。残りは 10-1 の実験に使用できる。
*7　強力な発がん物質なので，取り扱いに注意する。
*8　320 nm 付近の波長は角膜に影響を与えるので，直視しない。写真を直に撮るか，プロテクター越しにゲルを見る。

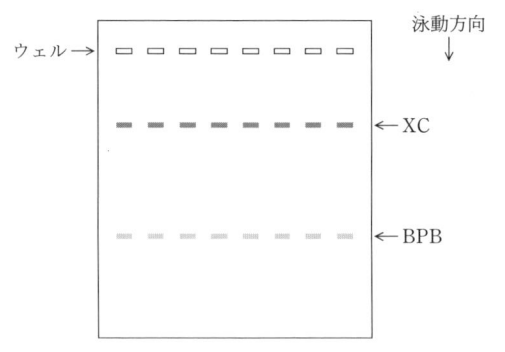

図 10-3　泳動終了の目安

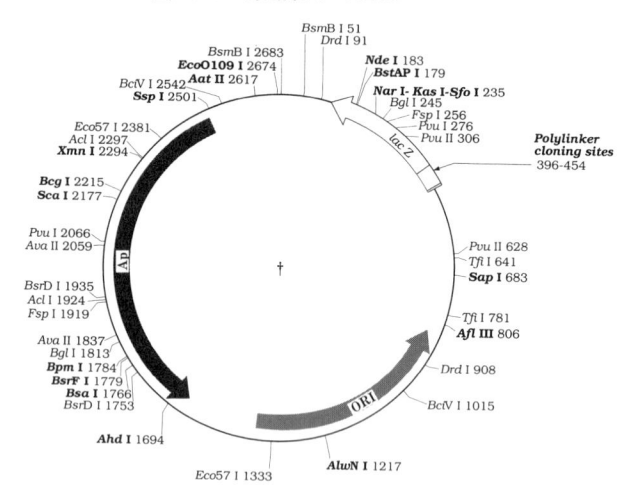

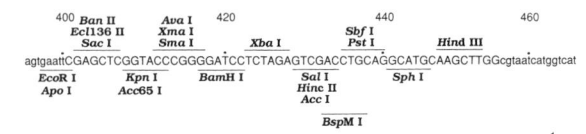

図 10-4　pUC 19 の制限酵素マップ

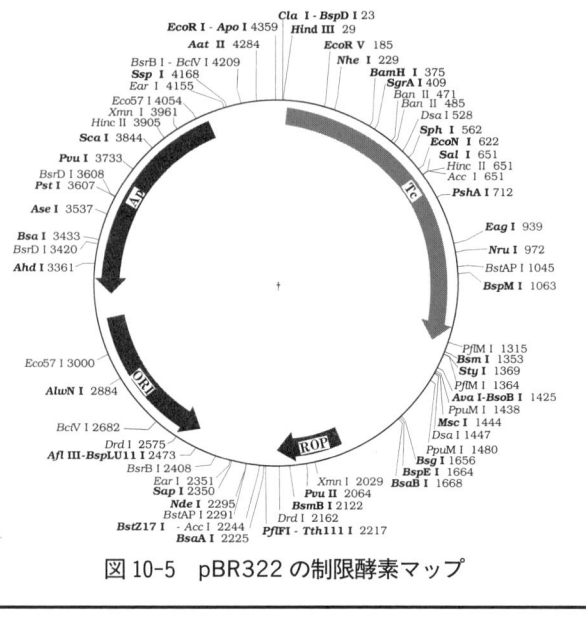

図 10-5　pBR322 の制限酵素マップ

10 遺伝子DNA取り扱いの基礎実験

Enzyme	Units to Cleave pBR 322	Enzyme	Units to Cleave pUC 19
Aat II	3	Aat II	3
Atl III	1	Acc I	5
Ahd I	1	Atl III	1
AlwN I	1	Ahd I	1
Ase I	0.3	AlwN I	2
Ava I	10	Apo I	1
BamH I	3	Ava I	10
Bsa I	2	BamH I	1
BsaA I	20	Ban II	1
Bsg I	1	Bpm I	1
Bsm I	1	Bsa I	1
BspD I	1	BspM I	**
BspM I	**	BsrF I	2
Cla I	5	EcoO 109I	8
Eag I	10	EcoR I	2.5
EcoN I	3	Hinc II	4
EcoR I	2.5	Hind III	5
EcoR I	1	Kpn I	2
Hind III	5	Kar I	20
Nde I	3	Nde I	2
Nhe I	10	Pst I	1
Nru I	1	Sac I	5
Pst I	1	Sal I	10
Pvu I	2	Sap I	1
Pvu II	2	Sca I	15
Sal I	10	Sma I	1
Sap I	1	Sph I	3
Sca I	20	Ssp I	5
Sph I	2	Xba I	2
Ssp I	2	Xmn I	5
Sty I	4		
Tth111 I	10		

図 10-6　pBR 322 と pUC 19 の制限酵素による切断箇所の数

― 無菌操作の基本 ―

1. 実験台の周囲は整理と掃除をしておく。
2. 実験台の上は 70％アルコールで拭いておくとよい。
3. 使用する器具，試薬は滅菌する。
4. 手はよく洗う。
5. 白衣の袖口はまくっておく。
6. 実験中はしゃべらない。
7. 手で触ったところは汚いと考える。
8. 試薬や培養液シャーレのふたを開けておく時間は最小にする。
9. ふたを開けた物の上で作業しない。
10. ふたを開けた物の上を手や物を通さない。

(中山広樹，『バイオ実験イラストレイテッド』秀潤社（1997））

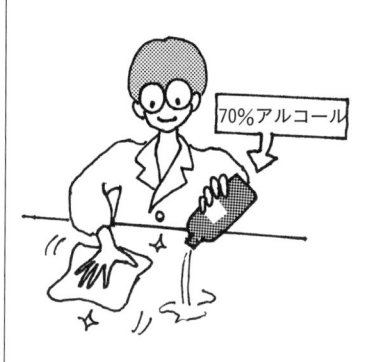

メラによりゲルの写真をとる。

❶⓽　マーカー DNA の断片の大きさと移動度を片対数表にプロットし，線をひく。目的の DNA の大きさをゲルの移動度を測定し，片対数表のマーカーの線からもとめる。

❷⓪　プラスミドの大きさや制限酵素の組み合わせにより切断場所を推測し，制限酵素マップを作成する（図 10-4，5，6 参照）。

11 血　液

　心臓・血管系の内容である"液体"が血液で，独自の作用を持つ1つの単位として考えられている。血液の中には各種の化学物質や血液型物質，さらに細菌などに対する抗体も含まれている。血液は試料として採取が割合に簡単なことから，栄養状態の判定，臨床診断および生化学実験などの試料として多用されている。血液（循環血液）量は体重の約8％で，図11-1に示すように，有形成分（血球）と液体成分（血漿）に分けられる。

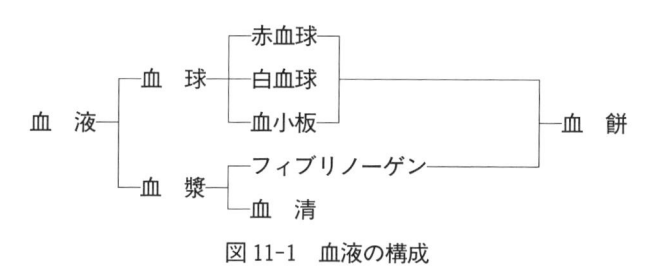

```
              ┌赤血球
        ┌血球─┤白血球
        │    └血小板              ┐
血液 ───┤                          ├─ 血餅
        │    ┌フィブリノーゲン    ┘
        └血漿─┤
              └血清
```

図 11-1　血液の構成

11-1　採血方法

　動物実験における採血方法には，血液の用途により多くの種類がある。少量の血液試料でよい血液像の観察，全血をむだなく採取しなければならない抗体の調製，また動脈血と静脈血の区別，同一の動物から短・長期にわたり連続的に採血する場合，1回の採血後屠殺してしまう場合などである。一般には，尾静脈，後肢表在静脈，眼静脈，大腿静脈からの採血と心臓穿刺，腹大動脈からの採血，断頭しての頚動脈からの採血などが目的にあわせて行われている。

　ここでは栄養実験，生化学実験に多用されている白ネズミを例に，代表的な方法を示す。

(1) 少量の採血

1) 眼静脈採血

0.1～0.5 ml までの採血に適し，マウスに良く用いられる。採血用毛

細管ガラスの先端を眼球の側面に当て眼球を傷つけないように眼窩に差し込む。蝶形骨の表面をこするようにするか，ガラス管を指先で回すようにすると血管が切れ，ややガラス管を浮かすようにすると血液が毛細管現象で上昇してくる。採血後出血することはほとんどない。

2）尾静脈採血

10 μl までの採血に適している。動物に適当な大きさののビーカーなどをかぶせ，つぎぐちから尾を引き出し尾端をかみそりなどで傷つけ，にじみ出た血液をキャピラリーなどに採取する。繰り返し行う場合には，尾の先端部から尾の付け根側に順次移動して行う。尾部をアルコール綿で拭くと，静脈が青黒く，動脈が赤く浮いて見える。この血管を注射針などで穿刺して採血する事も可能である。この場合100g前後の白ネズミで0.5～1.0 ml の採血が可能である。

(2) 大量の採血

1) 断頭による採血

動物をネンブタールなどで軽く麻酔し，断首後ただちに遠沈管などに採血する。

2) 心臓採血

動物をネンブタールなどで麻酔し，解剖台に固定する。直接あるいは開腹して心臓から採血を行う。

3) 下大静脈・腹大動脈からの採血

動物をネンブタールなどで麻酔し，解剖台に固定する。大きく開腹する。消化管を右側に寄せると下大静脈，腹大動脈が露出する。Y字型の分岐点から針を穿し採血する。

それぞれの採血方法ともに100g前後の白ネズミで5 ml 程度の採血が可能である。

採血に際して血液の凝固防止のため，ヘパリンなどを用いあらかじめ血液のふれる注射針，注射筒の内面をぬらしてから使用する。また，注射筒による吸引は急激に行なわず，一定の陰圧として，心臓の鼓動に合わせて採血する。麻酔，採血は実験の内容にあわせ実験結果に影響がない方法を選択する。

動物にひっかかれないように気をつけよう！

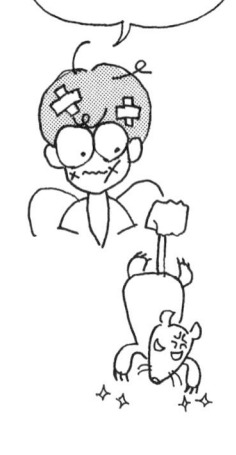

11-2　血液の一般検査

(1) ヘマトクリット（血球容積）値

原　理

血液中にしめる赤血球容積の割合をいう。一般には遠心法によりパーセントで表す。赤血球数やヘモグロビン濃度の測定の代わりに貧血や多血症の診断に用いられるだけでなく，貧血の種類の判別に役立つ。

11 血液

── ピッペターの正確さ ──

1　実験の基本操作

実験では各種のピペットを使用するが，基本的な操作法を理解して実験にのぞまなければならない。少量の試料を採取する場合，ピペットの先端部や内壁についた試料，試薬が実験誤差の原因となる。

ピペットが目盛りの値を採取できるか実験前に重量法などで確認することも重要である。

2　実験に際して

検量線の作成操作と試料の測定操作を同時に行わず，別々に行うと時間差が生じるため発色の度合いが異なってくる場合がある。実験を早く終了しようとして実験を分業したため不正確な実験結果となり，結果的に再実験を行わなければならない事態も生じてくる。

── 血球の分離 ──

抹消血を採取し，1％デキストラン・生理食塩水 3/4 容を加えゆるやかによく混ぜた後，室温で 40〜60 分放置する。底部に赤血球がその直上には白血球層（バッフィコート：buffy coat）ができる。

赤血球は底部の沈殿を採取し，等張緩衝液で数回洗浄し，遠心分離を繰り返して調製する。このとき上層の白血球層は取り除く。

白血球の分離にはバッフィコート部分を集めて Ficoll-Conray 液上に静かに重層し 400 g，30 分室温で遠心分離する。このとき混入した赤血球は底へ沈み，すぐその上に好中球が沈む。リンパ球，単球，血小板は中間層に分離される。白血球をさらに分画する場合は下層のバッフィコート部分を等張緩衝液に浮遊させ 170 g，5 分遠心分離し，その沈殿に低張食塩水（0.2％）を加えて混ぜ，30 秒後に等量の高張食塩水（1.6％）を加えて等張に戻す処理を数回行い，赤血球を溶血させ好中球を分離する血液を遠心分離して血球と血漿に分け，血液に対する血漿の容積比を測定する。

器　具

① ヘマトクリット用毛細管（図 11-2）
② 封管用パテ（図 11-2）
③ ヘマトクリット用遠心機

操　作

❶ ヘマトクリット用毛細管の一端を血液にふれさせ，管の 2/3 程度まで血液を採る。

❷ 速やかに血液流入側と反対側を指でふさぎ，血液流入側をパテに

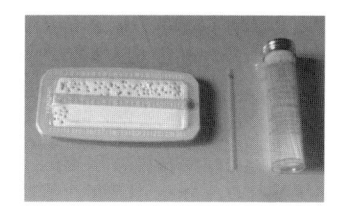

パテ　　毛細管

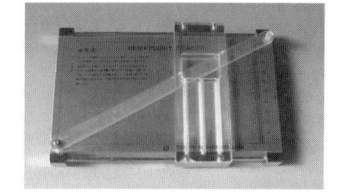

計算板
図 11-2

押しつけ，もむようにして封をする。

❸ 封じた側を遠心機の外側になるように設置し，11,000 rpm で 5 分間遠心分離する。

遠心法によるヘマトクリット値と自動血球計算器で測定した結果は測定の原理が異なるため単純に比較できない。

計 算

$$\text{ヘマトクリット値（\%）} = \frac{\text{赤血球層高} \times 100}{\text{全層高}}$$

(2) ヘモグロビン（血色素）の定量

ヘモグロビンは赤血球中に含まれる色素たんぱく質であり，鉄を含むヘムとグロビンたんぱく質の複合体である。ヘモグロビンは酸素と可逆的に結合して酸素の運搬に関与している。濃度の低下は貧血の重要な指標として知られている。

原 理

試料中のヘモグロビンをフェリシアン化カリウムでメトヘモグロビンとし，さらにこれをシアンでシアンメトヘモグロビンに転化させる。このときヘモグロビン中の 2 価鉄はシアンと結合して 3 価のシアンメトヘモグロビンとなる。この 3 価のシアンメトヘモグロビンを比色計で測定する。

試 薬

① フェリシアン化カリウム・シアン化カリウム液：フェリシアン化カリウム（$K_3[Fe(CN)_6]$）0.2 g，シアン化カリウム*1（KCN）0.05 g，炭酸水素ナトリウム（$NaHCO_3$）1.0 g を蒸留水にとかし 1 l とする。

② ヘモグロビン標準液：標準液（Acuglobin；60 mg/dl）が国際標準品として市販されている。

操 作

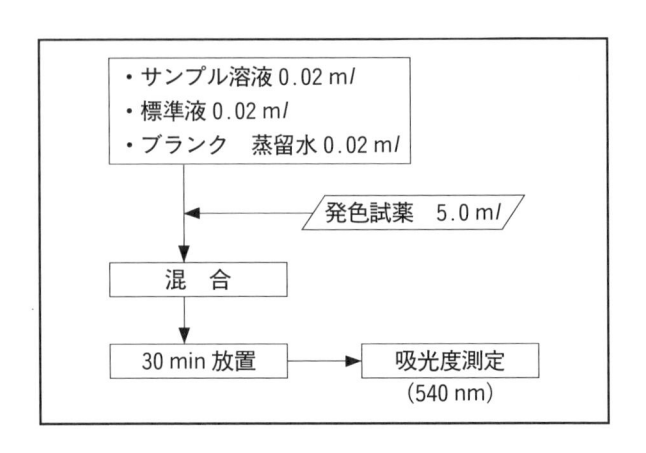

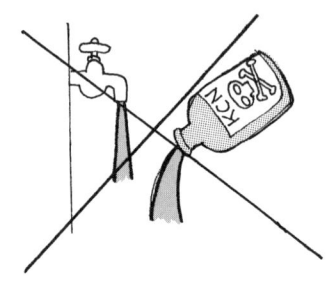

*1 シアンは毒物なので取り扱いに注意する。濃度も低く極微量であるが，廃液は流しに流さず適切な処理をする。

- サンプル溶液 0.02 ml
- 標準液 0.02 ml
- ブランク　蒸留水 0.02 ml

発色試薬　5.0 ml

混 合

30 min 放置　→　吸光度測定（540 nm）

❶ 試験管にフェリシアン化カリウム・シアン化カリウム液 5.0 ml をとり血液 0.02 ml をピペッターで加え，数回溶液を出し入れして撹拌する（溶血血液の場合は振とうして撹拌する）。

❷ 室温で 30 分放置後，フェリシアン化カリウム・シアン化カリウム液をブランクとして 540 nm の吸収を測定する。

検量線

ヘモグロビン標準液を蒸留水で 5〜20 mg/dl の濃度に希釈して，サンプルと同様の操作を行い検量線を作成する。

① 最小二乗法（method of least squares）による回帰式を算出する。
回帰式 $y = ax + b$ の a および b を求めるには下式の計算を行う。

$$a = \frac{\Sigma xy - 1/n(\Sigma x \times \Sigma y)}{\Sigma x^2 - 1/n(\Sigma x^{-2})}$$

$$b = \frac{1}{n}\Sigma y - \frac{1}{n}a \cdot \Sigma x$$

② 求めた回帰式（$y = ax + b$）にサンプルの吸光度 y を代入し，濃度 x を求める。

③ 一点検量線である場合，使用した標準液濃度が 10 mg/dl の濃度であれば下式によって求める。

$$ヘモグロビン濃度（mg/dl）= \frac{サンプル吸光度 \times 10}{標準液吸光度}$$

(3) 血糖の定量

血糖は空腹時 60〜100 mg/dl の範囲にあり，食事摂取 1 時間後には 120〜150 mg 程度に上昇する。血糖値はインシュリンの作用によって低下し，3 時間後にはほぼ空腹時の値にまで低下する。血糖値が 160 mg を越えると腎臓の再吸収能力を上回り，尿中に糖が出現する。血糖値の測定は糖尿病の検査，腎機能検査などに不可欠な項目である。

原 理 （ムタロターゼ・GOD 法）

ぶどう糖はムタロターゼ[*1]およびグルコースオキシダーゼの作用により酸化され，同時に過酸化水素を生ずる。生成した過酸化水素は共存するペルオキシダーゼの作用によってフェノールと 4-アミノアンチピリンを縮合させ赤色の色素を生ずる。この色素の 505 nm の吸光度を測定することにより試料中のぶどう糖量が求められる。

試 薬 [*2]

① 緩衝液：0.05％フェノール/0.2 M リン酸緩衝液（pH 7.1）

② 発色液：0.05 M リン酸ナトリウム緩衝液 3 ml 中にムタロターゼ 5 IU，グルコースオキシダーゼ 25 IU，ペルオキシダーゼ 3 IU，4-アミノアンチピリン 0.8 mM となるように溶解する。アスコルビン酸オキシダーゼを含む。

---

*1 ムタロターゼ：アルドース-1-エピメラーゼ
[EC 5.1.3.3]
ムタロターゼは β-D-グルコースを α-D-グルコースに転換する酵素である。血中ぶどう糖の測定においては β-D-グルコースを基質として反応するグルコースデヒドロゲナーゼの反応を短時間に終了させる目的で添加されている。

*2 血液中の各成分を測定するキットが試薬メーカーから市販されている。補酵素や酵素を無駄にすることもなく便利である。

③ ぶどう糖標準液　標準液Ⅰ（ぶどう糖 200 mg/dl）
　　　　　　　　　標準液Ⅱ（ぶどう糖 500 mg/dl）

操作

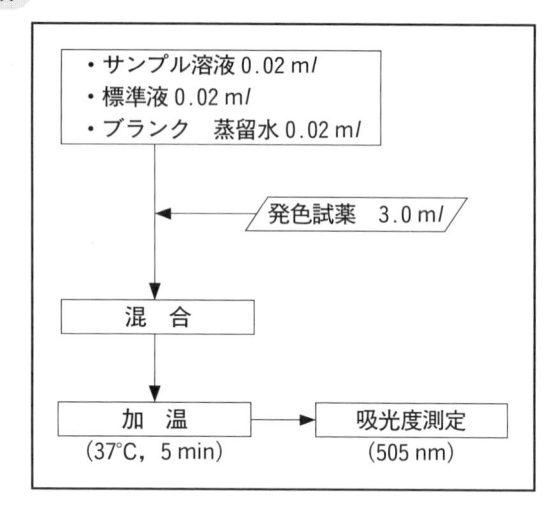

```
・サンプル溶液 0.02 ml
・標準液 0.02 ml
・ブランク　蒸留水 0.02 ml
        ↓ ← 発色試薬 3.0 ml
      混　合
        ↓
      加　温       →  吸光度測定
   (37℃, 5 min)        (505 nm)
```

❶　試験管にサンプル 0.02 ml を採取し，発色液 3.0 ml を加えよく混合する。

❷　37℃，5分間加温する。

❸　ブランクを対照とし，505 nm の吸光度を測定する。

検量線

①　ぶどう糖標準液を蒸留水を用いて 100～500 mg/dl の濃度に希釈調製する。

②　各濃度の標準液をサンプルと同様の操作を行い吸光度を求める。

計算

回帰式を求め，吸光度を代入してサンプルのぶどう糖濃度を求める。一点検量線で求める場合，使用した標準液濃度が 100 mg/dl であれば下式によって求める。

$$\text{ぶどう糖濃度 (mg/dl)} = \frac{\text{サンプル吸光度} \times 100}{\text{標準液吸光度}}$$

(4) 血漿たんぱく質

血漿にはヒトで 6.7～8.3 g/dl，ラットで 5.5 g/dl 前後のたんぱく質が含まれている。血漿たんぱく質はアルブミン，グロブリン，フィブリノーゲンなどに分けられる。アルブミンはヒト血漿の主要なたんぱく質で肝臓で合成され，全血漿たんぱく質の 60 % を占めている。血漿コロイド浸透圧に関与し，血中難溶性成分を運搬する働きを持つ。肝疾患，腎疾患時には血漿中アルブミン含量が低下する。グロブリンは免疫グロブリンとして生体防御機構の中心であり，栄養状態による変動は受けにくい。

血漿総たんぱく質含量およびアルブミン含量を測定し，アルブミン・グロブリン比（A/G 比）を求めることによりたんぱく質の栄養状態判定が行える[*1]。

原理

たんぱく質の測定には 4-2 にも示されるように，いくつかの方法がある。ここではたんぱく質中のペプチド結合が Cu^{2+} と錯化合物を生じ，アルカリ性の条件下で青紫色を生ずるビュレット法と，アルブミンが特異的にブロムクレゾールグリーンと反応して青色を示すブロムクレゾールグリーン法を示す。

試薬

① 総たんぱく質発色試液（ビウレット試薬）：硫酸銅（$CuSO_4·5H_2O$）1.5 g と酒石酸カリウムナトリウム（ロッシェル塩）6.0 g を 500 ml の蒸留水に溶解し，10％水酸化ナトリウム溶液 300 ml を加えて 1 l に定容とする。

② アルブミン発色試薬：75 mM コハク酸緩衝液（pH 4.2）にブロムクレゾールグリーン（BCG）[*2]を溶解し 0.17 mol/l の溶液とする。

③ 標準血清：仔ウシ血清アルブミンを蒸留水に溶解して 5.0 g/dl とする。

④ アルブミン盲検用試薬：コハク酸緩衝液 pH 4.2（界面活性剤を含む）。

[*1] 中・長期的に摂取するたんぱく質の質が低い場合や量が少ない場合には A/G 比が低下する。

[*2] BCG はフェノールフタレイン誘導体の一種でアルブミンと結合すると，505 nm の吸光度が増加を示し，その度合いはアルブミンの濃度に比例する。アルブミンと BCG の結合定数は比較的大きいので，他の血清成分の影響をほとんど受けない。

操作

[左図]
- サンプル溶液 0.1 ml
- 標準液 0.1 ml
- ブランク　蒸留水 0.1 ml
↓ ビウレット試薬 5.0 ml
混合
↓
室温（30 min 放置）→ 吸光度測定（540 nm）

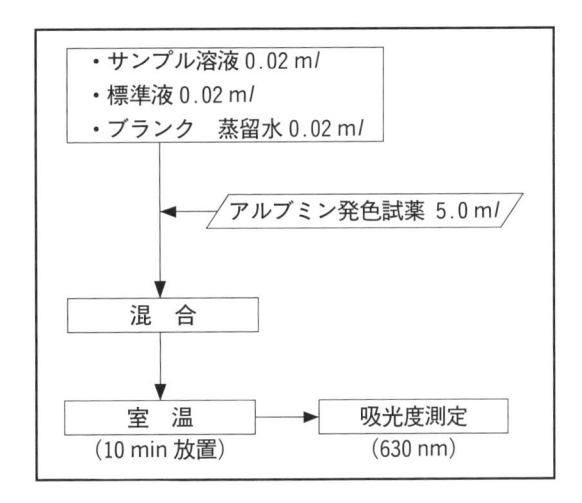

[右図]
- サンプル溶液 0.02 ml
- 標準液 0.02 ml
- ブランク　蒸留水 0.02 ml
↓ アルブミン発色試薬 5.0 ml
混合
↓
室温（10 min 放置）→ 吸光度測定（630 nm）

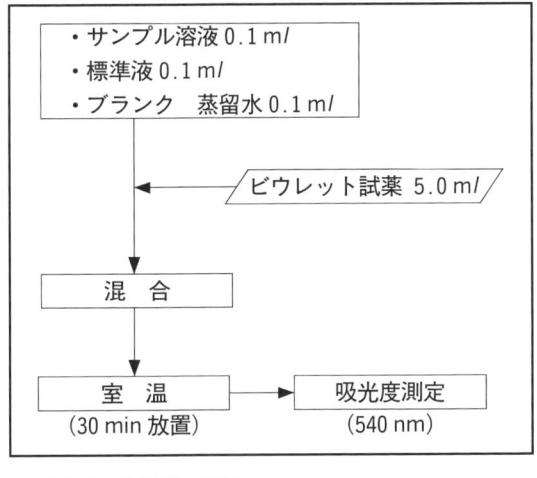

総たんぱく質の測定

❶ 試験管にサンプル（血清）を 0.1 ml とり，ビウレット試液 5 ml を加えよく混合する。

❷ 室温に 30 分間放置する。

❸ 蒸留水を 0.1 ml 採取し，サンプルと同様の操作をしてブランク

を作成する。

❹ ブランクを対照とし，540 nm の吸光度を測定する。

アルブミンの測定

❶ 試験管にサンプル（血清）を 0.02 ml とり，アルブミン発色試液 5.0 ml を加えよく混合する。

❷ 室温に 10 分間放置する。

❸ 蒸留水（盲検用試薬）を 0.02 ml 採取し，サンプルと同様の操作をしてブランクを作成する。

❹ ブランクを対照とし，630 nm の吸光度を測定する。

検量線

① 標準血清を 1.0 g/dl〜5.0 g/dl の濃度に蒸留水を用いて希釈調製する。

② サンプルと同様な操作を行い吸光度を求める。

計　算

一点検量線で求める場合，使用したアルブミン標準液濃度が 5 g/dl，総たんぱく質標準液濃度が 8 g/dl であれば下式によって求める。

$$アルブミン濃度（g/dl）＝\frac{サンプル吸光度 \times 5}{標準液吸光度}$$

$$総たんぱく質濃度（g/dl）＝\frac{サンプル吸光度 \times 8}{標準液吸光度}$$

$$アルブミン・グロブリン比＝\frac{アルブミン（g）}{総たんぱく質（g）－アルブミン（g）}$$

11-3　血清（血漿）脂溶性成分

血液中の脂質はコレステロールのほか中性脂質，リン脂質，遊離脂肪酸などである。脂質は血中でたんぱく質と結合し，リポたんぱく質粒子の形で存在している。この粒子はキロミクロン，VLDL，LDL，HDL などと呼ばれ，体内における脂質の代謝に関与している。これらの動向を調べることによって疾病との関係が推察できる。生体内の脂質成分は摂取する脂質の量や種類だけではなく，摂取するエネルギーの量によっても影響を受ける。コレステロールには体内で合成（1〜1.5 g/日：ヒト）されたものと食事に由来したもの（0.3〜0.5 g/日）があり，血中コレステロールは循環器疾患との関わりが深い。

(1) **中性脂質（トリアシルグリセロール）の定量**

血中の脂質総量は 355〜710 mg/dl であり，このうち中性脂質が多くの部分を占めている。中性脂質は貯蔵脂肪の大部分を占め，肝臓で合成される。特に糖質の摂取量が高いと，血中の濃度が増加することが知られている。トリアシルグリセロールは血清中でリポたんぱく質として可

溶性の形で存在している。臨床的には動脈硬化，冠状硬化性心臓病，糖尿病などの診断に重要である。ここでは特異性が高く，穏和な条件で測定可能な市販されているキットの酵素法について述べる。

原 理 （GPO・DAOS法）

血中の中性脂質は，リポプロテインリパーゼ（LPL）の作用によってグリセリンと脂肪酸に分解される。次にグリセリンはATPの存在下，グリセロールキナーゼ（GK）によってグリセロール-3-リン酸となる。生成したグリセロール-3-リン酸は，グリセロール-3-リン酸オキシダーゼ（GPO）によって酸化され，同時に過酸化水素（H_2O_2）を生じる。このとき生成した過酸化水素はペルオキシダーゼ（POD）の作用によりDAOSと4-アミノアンチピリンを定量的に酸化縮合させ，青色の色素を生じる。この青色色素の吸光度を600 nmで測定することによってトリアシルグリセロール量を求めることができる。

試 薬

① 緩衝液：グッド（PIPES）-塩酸緩衝液（pH 6.5）

② 発色剤：リポプロテインリパーゼ，アデノシン-5′-三リン酸二ナトリウム三水和物（ATP），グリセロールキナーゼ，グリセロール-3-リン酸オキシダーゼ（GPO），ペルオキシダーゼ，3,5-ジメトキシ-N-エチル-N-(2-ヒドロキシ-3′-スルホプロピル)-アニリンナトリウム（DAOS），4-アミノアンチピリン，アスコルビン酸オキシダーゼを含む。

③ 標準液：トリアシルグリセロール 31.2 mg/dl（トリオレイン 300 mg/dl 相当）

操 作

```
・サンプル溶液 0.02 ml
・標準液 0.02 ml
・ブランク 蒸留水 0.02 ml
        ↓ ← 発色試薬 3.0 ml
       混 合
        ↓
       加 温        →  吸光度測定
    (37℃, 5 min)       (600 nm)
```

❶ 試験管にサンプル 0.02 ml を採取し，発色剤を 3.0 ml 加えよく混合する。

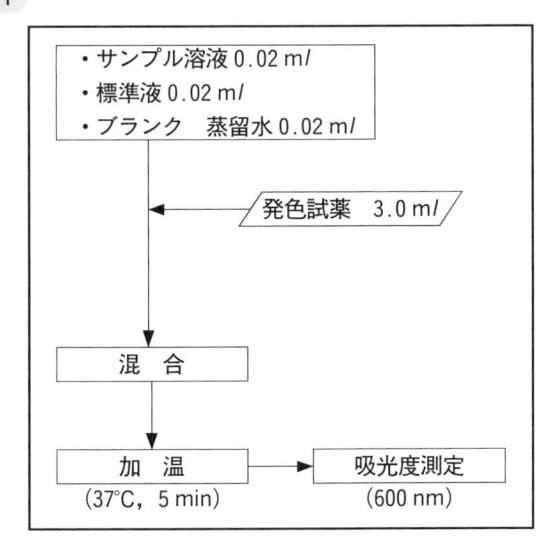

❷ 37℃で5分間加温する。

❸ 蒸留水 0.02 ml を採取し，サンプルと同様の操作をしてブランクを作成する。

❹ ブランクを対照とし，600 nm の吸光度を測定する。

検量線

① 標準液を蒸留水で 100～596.1 mg/dl となるように希釈調製する。

② この各濃度の標準液を採取し，サンプルと同様の操作を行い検量線を作製する。

計算

回帰式を求め，吸光度を代入してサンプルのトリアシルグリセロール濃度を求める。一点検量線で求める場合，使用したトリアシルグリセロール標準液濃度が 300 mg/dl であれば下式によって求める。

$$トリアシルグリセロール濃度 (mg/dl) = \frac{サンプル吸光度 \times 300}{標準液吸光度}$$

(2) 総コレステロールの定量

体内のコレステロールは主に脳神経系，肝臓，血中に存在し成人で約 100 g といわれている。食事由来のコレステロールは1日 300～500 mg であり，肝臓での生合成量は1日あたり 1～1.5 g といわれ，食事由来のものは生合成量の 1/3 程度である。

血清（血漿）中のコレステロールは約 70％が脂肪酸と結合したエステル型で，リポたんぱく質の状態で存在し，コレステロール濃度は遺伝的因子，食事などの栄養的因子によって影響を受けている。血清（血漿）中のコレステロール量の測定は肝障害，甲状腺代謝異常，脂質代謝異常などの診断に役立つものである。

原理 （コレステロールオキシダーゼ・DAOS 法）

サンプル中のコレステロールエステルにコレステロールエステラーゼ（CE）を作用させ，遊離型コレステロールと脂肪酸に分解する。生成したコレステロールは既存の遊離型コレステロールとともにコレステロールオキシダーゼ（COD）の作用によって酸化され，同時に過酸化水素を生ずる。この過酸化水素は，ペルオキシダーゼ（POD）の作用により DAOS と 4-アミノアンチピリンとを定量的に酸化縮合させる。青色の色素を生じる。この青色色素の吸光度を 600 nm で測定することによって総コレステロール量を求めることができる。

試薬

① 緩衝液：グッド（MES）緩衝液-塩酸緩衝液（pH 6.1）

② 発色剤：コレステロールエステラーゼ，コレステロールオキシダ

ーゼ，ペルオキシダーゼ，3,5-ジメトキシ-N-エチル-N-(2-ヒドロキシ-3-スルホプロピルアニリンナトリウム (DAOS)，4-アミノアンチピリン，アスコルビン酸オキシダーゼを含む。

③ 標準液：コレステロール 200 mg/dl

操 作

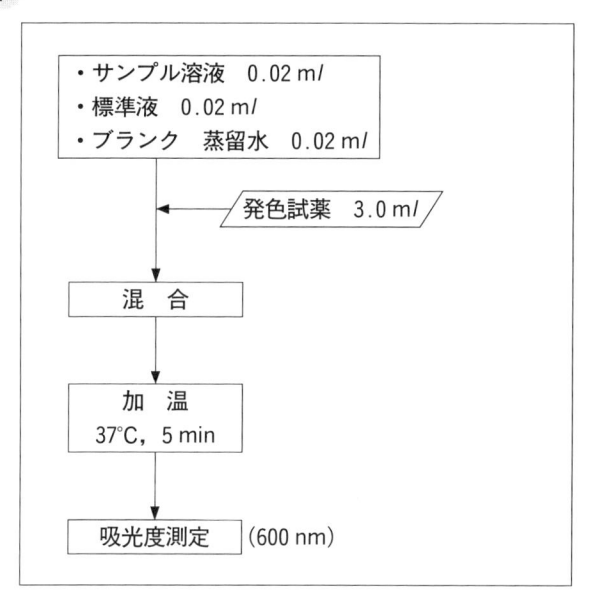

```
┌─────────────────────────────┐
│  ・サンプル溶液   0.02 ml    │
│  ・標準液       0.02 ml     │
│  ・ブランク 蒸留水 0.02 ml  │
└─────────────────────────────┘
             ↓← 発色試薬 3.0 ml
          ┌──────┐
          │ 混 合 │
          └──────┘
             ↓
         ┌─────────┐
         │  加 温   │
         │37℃, 5 min│
         └─────────┘
             ↓
        ┌──────────┐
        │ 吸光度測定 │ (600 nm)
        └──────────┘
```

❶ 試験管にサンプル 0.02 ml を採取し発色試薬を 3.0 ml 加えよく混合する。

❷ 37℃で 5 分間加温する。

❸ 蒸留水 0.02 ml を採取し，サンプルと同様の操作をしてブランクを作成する。

❹ ブランクを対照とし，600 nm の吸光度を測定する。

検量線

① 標準液 (200 mg/dl) を蒸留水で 100～596.1 mg/dl に希釈調製する。

② 各濃度の標準液を採取し，これらをサンプルと同様の操作を行い測定する。

計 算

回帰式を求め，吸光度を代入してサンプルのコレステロール濃度を求める。一点検量線で求める場合，使用したコレステロール標準液濃度が 300 mg/dl であれば下式によって求める。

$$\text{コレステロール濃度 (mg/d}l) = \frac{\text{サンプル吸光度} \times 200}{\text{標準液吸光度}}$$

(3) HDL コレステロールの測定

血中のリポたんぱく質はその比重により，カイロミクロン，VLDL，LDL，HDL に分類されている。血中 HDL コレステロール濃度は，動脈硬化，虚血性心疾患と負の相関性があることが知られている。測定法には超遠心法，ゲル濾過法，電気泳動法などがある。日常的な測定には結合沈殿法が用いられている。

原理　（リンタングステン酸・マグネシウム塩沈殿法）

サンプルにリンタングステン酸・マグネシウム塩を含む沈殿試薬を加えると，HDL 以外のリポたんぱく質が選択的に沈殿する。上清に含まれる HDL は総コレステロールの項と同様の原理で測定する。

試薬

① 沈殿試薬：リンタングステン酸・マグネシウム溶液。

② 発色試液：コレステロールエステラーゼ，コレステロールオキシダーゼ，ペルオキシダーゼ，3,5-ジメトキシ-N-エチル-N-(2-ヒドロキシ-3-スルホプロピル)-アニリンナトリウム，4-アミノアンチピリン，アスコルビン酸オキシダーゼを含む。

③ 緩衝液：グッド（MES）緩衝液 pH 6.1

④ コレステロール標準液：コレステロール 50.0 mg/dl（HDL コレステロール 100 mg/dl に相当）

操作

❶ ミクロテストチューブにサンプル（血清）を 0.2 ml 採取し，沈殿試薬 0.2 ml を加える。

❷ よく混合した後，室温で 10 分間放置する。

❸ 3,000 rpm，10〜15 分間遠心分離する。

❹ 上清 0.05 ml を試験管に採取し，発色試薬を 3 ml 加える。

❺ よく混合して 37℃に 5 分間温置する。

❻ 1 時間以内にブランクを対照に 600 nm の吸光度を測定する。

検量線

① 標準液を 25〜200 mg/dl の濃度に 4 mM EDTA 溶液で希釈する。

② 各濃度の標準液を採取しこれらをサンプルと同様の操作を行い測定する。

計算

回帰式を求め，吸光度を代入してサンプルの HDL コレステロール濃度を求める。一点検量線で求める場合，HDL コレステロール標準液濃度が 100 mg/dl であれば次式によって求める。

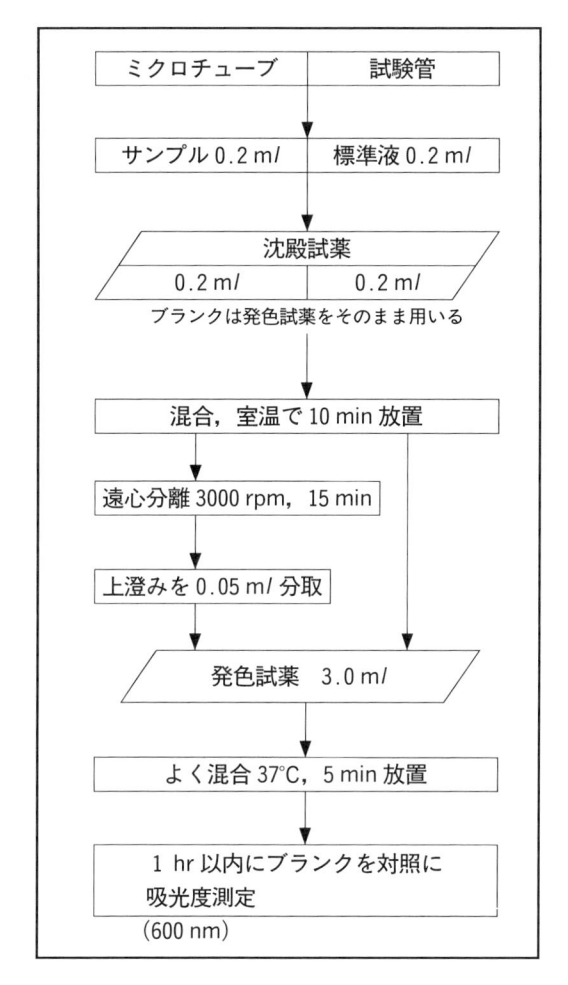

```
           ┌─────────────┬─────────────┐
           │ ミクロチューブ │   試験管    │
           └──────┬──────┴──────┬──────┘
                  ↓             
           ┌─────────────┬─────────────┐
           │ サンプル0.2 ml│ 標準液0.2 ml│
           └──────┬──────┴──────┬──────┘
                  ↓             ↓
           ┌─────────────────────────┐
           │       沈殿試薬           │
           │   0.2 ml     0.2 ml      │
           └─────────────────────────┘
           ブランクは発色試薬をそのまま用いる
                          ↓
           ┌─────────────────────────┐
           │  混合, 室温で 10 min 放置  │
           └─────────────────────────┘
                          ↓
           ┌─────────────────────────┐
           │ 遠心分離 3000 rpm, 15 min │
           └─────────────────────────┘
                          ↓
           ┌─────────────────────────┐
           │  上澄みを 0.05 ml 分取    │
           └─────────────────────────┘
                          ↓
           ┌─────────────────────────┐
           │    発色試薬  3.0 ml       │
           └─────────────────────────┘
                          ↓
           ┌─────────────────────────┐
           │ よく混合 37℃, 5 min 放置  │
           └─────────────────────────┘
                          ↓
           ┌─────────────────────────┐
           │ 1 hr 以内にブランクを対照に│
           │      吸光度測定           │
           │       (600 nm)           │
           └─────────────────────────┘
```

$$\text{HDL コレステロール濃度 (mg/d}l\text{)} = \frac{\text{サンプル吸光度} \times 100}{\text{標準液吸光度}}$$

(4) リン脂質の測定

リン脂質は細胞膜などの構成成分であり，生体膜を介しての物質移動や血液中での脂質の運搬などに関与している。血中のリン脂質はホスファチジルコリンが最も多くを占めている。ヒトの血液中の動態は動脈硬化が進行するにつれて脂質中のリン脂質含量が低下する。また高密度リポたんぱく質はリン脂質含量が高く，低密度リポたんぱく質になるとトリアシルグリセロール，コレステロール含量が高くなる。

原理（コリンオキシダーゼ・DAOS法）

サンプル中のリン脂質をホスホリパーゼDにより加水分解し，コリンを遊離させる。生成したコリンは，コリンオキシダーゼによりベタインとなり，同時に過酸化水素を生ずる。この過酸化水素はペルオキシダーゼの作用により 3,5-ジメトキシ-N-エチル-N-（2-ヒドロキシ-3-スルホプロピル）-アニリン（DAOS）と 4-アミノアンチピリンとを酸化縮合させ青色の色素を生ずる。この色素の吸収度を測定することによっ

てリン脂質含量を求めることができる。

試 薬

① 緩衝液：50 mmol グッド緩衝液（pH 7.5）に塩化カルシウムを 80 mg/l，トライトン X 100 を 2 g/l の濃度に溶解する。

② 発色剤：緩衝液 1 ml 中にフォスフォリパーゼ D 0.47 U，コリンオキシダーゼ 2.0 U，ペルオキシダーゼ 4.2 U，アスコルビン酸オキシダーゼ 3.9 U，DAOS 0.77 μmol，4-アミノアンチピリン 0.24 μmol を溶解する。

③ リン脂質標準液：300 mg のホスファチジルコリンを 5 g/l のトライトン X 100 溶液で溶解し 100 ml とする。

操 作

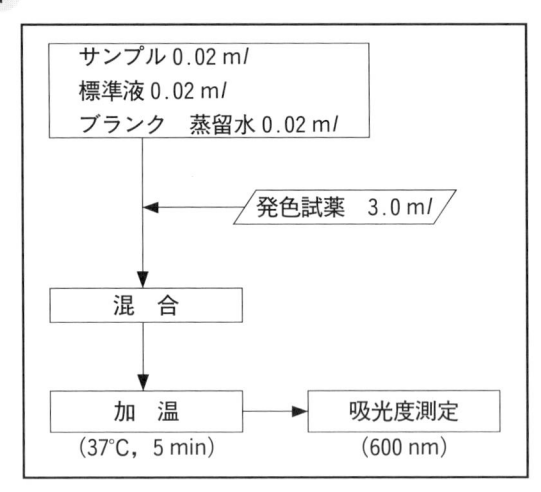

```
サンプル 0.02 ml
標準液 0.02 ml
ブランク 蒸留水 0.02 ml
      ↓ ← 発色試薬 3.0 ml
    混 合
      ↓
    加 温 → 吸光度測定
 (37℃, 5 min)   (600 nm)
```

❶ サンプル 0.02 ml を試験管に採取し，発色液 3.0 ml を添加する。

❷ よく混合した後，37℃で 5 分間加温する。

❸ サンプルの代わりに蒸留水を使用したブランクをつくる。これを対照に，505 nm の吸光度を測定する。

検量線

① 標準液を蒸留水で 150～600 mg/dl となるように希釈調製する。

② この各濃度の標準液を採取し，サンプルと同様の操作を行い検量線を作製する。

計 算

回帰式を求め，吸光度を代入してサンプルのリン脂質濃度を求める。一点検量線の場合，リン脂質標準液濃度が 300 mg/dl であれば下式によって求める。

$$リン脂質濃度 (mg/dl) = \frac{サンプル吸光度 \times 300}{標準液吸光度}$$

11-4 血清（血漿）酵素

生体内にある酵素は数百種類におよび，これらは組織が病変などによって損傷を受けると血液中に漏出してくる場合がある。グルタミン酸-オキサロ酢酸アミノ基転移酵素（AST），グルタミン酸-ピルビン酸アミノ基転移酵素（ALT）は心臓・肝臓疾患の場合，組織の損傷によって血液中に漏出し活性が高くなる。これらは心臓・肝臓疾患の診断ならびに病状の把握に重要な検査項目となっている。

原 理 （Reitman-Frankel 法）[*1]

トランスアミナーゼは，アミノ酸のアミノ基を2-オキソ酸に与えて，別のアミノ酸を作る過程を触媒する。

2-オキソグルタル酸とアスパラギン酸からなる基質溶液に血清を加えると酵素（AST）反応によってグルタミン酸およびオキザロ酢酸を生ずる。オキザロ酢酸は不安定で反応中に脱炭酸されてピルビン酸に変化する。

一方，基質に2-オキソグルタル酸とアラニンを用いて酵素（ALT）反応をさせると，グルタミン酸およびピルビン酸を生ずる。

このようにして生じたピルビン酸と 2,4-ジニトロフェニルヒドラジンを反応させ，生じたヒドラゾンに水酸化ナトリウム溶液を加え橙褐色に発色させ比色定量する。

試 薬

① AST 用基質溶液：0.1 M リン酸緩衝液（pH 7.4）に 2-オキソグルタル酸 2 mM，アスパラギン酸を 200 mM になるよう溶解する。

② ALT 用基質溶液：0.1 M リン酸緩衝液（pH 7.4）に 2-オキソグルタル酸を 2 mM，DL-アラニンを 200 mM になるよう溶解する。

③ 発色試薬：1 mM 2,4-ジニトロフェニルヒドラジン

④ 4 N 水酸化ナトリウム液（使用時蒸留水で10倍に希釈する）

⑤ 標準液：2 mM ピルビン酸リチウム（リン酸緩衝液（pH 7.4）に溶解）

操 作

❶ 基質（AST 用または ALT 用）溶液を試験管に 1 ml 採取し，37°Cで2～3分予備加温する。

❷ サンプル 0.2 ml を加え，AST 測定は1時間，ALT 測定は30分間 37°C に温置する。

❸ 温置終了後，発色試薬 1 ml を加えよく混合し，室温に20分放置する。

❹ 0.4 N 水酸化ナトリウム溶液を 10 ml 加え，よく混和する。

[*1] AST・ALT の測定法
一般に AST・ALT の活性測定法は2種ある。アミノ基転移反応の後，生成した2-オキソグルタル酸を脱水素酵素で還元し，このとき酸化される補酵素である NADH の減少を 340 nm で測定する Karmen 法とアミノ基転移反応の後，生成したピルビン酸をヒドラゾン化して比色定量する Reitman-Frankel 法である。Reitman-Frankel 法は簡便であり多数のサンプル処理が可能である。

❺ サンプルの代わりに蒸留水を用いて作成したブランクを対照に，505 nm の吸光度を測定する。

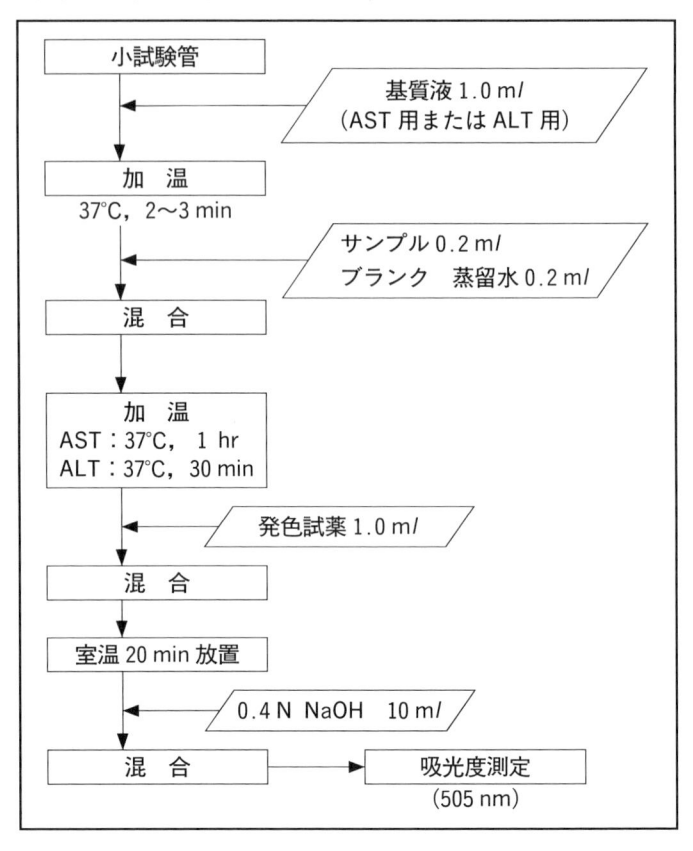

```
          ┌─────────┐
          │ 小試験管 │
          └────┬────┘
               │     ┌──────────────────────┐
               │◄────┤ 基質液 1.0 ml        │
               │     │ （AST 用または ALT 用）│
               ▼     └──────────────────────┘
          ┌─────────┐
          │  加 温  │
          │37℃,2〜3 min│
          └────┬────┘
               │     ┌──────────────────┐
               │◄────┤ サンプル 0.2 ml  │
               │     │ ブランク 蒸留水 0.2 ml │
               ▼     └──────────────────┘
          ┌─────────┐
          │  混 合  │
          └────┬────┘
               ▼
          ┌─────────┐
          │  加 温  │
          │AST:37℃, 1 hr│
          │ALT:37℃, 30 min│
          └────┬────┘
               │     ┌──────────────┐
               │◄────┤ 発色試薬 1.0 ml │
               ▼     └──────────────┘
          ┌─────────┐
          │  混 合  │
          └────┬────┘
               ▼
          ┌──────────────┐
          │ 室温 20 min 放置│
          └────┬─────────┘
               │     ┌──────────────────┐
               │◄────┤ 0.4 N NaOH 10 ml │
               ▼     └──────────────────┘
          ┌─────────┐      ┌──────────┐
          │  混 合  │─────►│ 吸光度測定 │
          └─────────┘      │ (505 nm) │
                           └──────────┘
```

検量線

① 各試験管に 2 mM ピルビン酸標準液を 0，0.1，0.2，0.3 ml 採取する。

② AST（あるいは ALT）用基質液を 1.0，0.9，0.8，0.7 ml 加え混合する。

③ サンプルの代わりに蒸留水をそれぞれ 0.2 ml 加え，サンプルと同様な操作を行い吸光度を測定する。

計 算

ピルビン酸標準液 0.1 ml 使用時の測定値（吸光度）は 24（ALT は 26），0.2 ml の測定値は 60（ALT は 58），0.3 ml の測定値は 112（AST は 93）Karmen 単位に相当する。縦軸に吸光度を，横軸に Karmen 単位をとってプロットし検量線を作成し，サンプルの吸光度から Karmen 単位[*1]を求める。

---

*1 Karmen 単位：血清 1.0 ml を 25℃で反応させたとき，340 nm における NADH＋H^+の吸光度を 1 分間あたり 0.001 減少させるとき 1 Karmen 単位とする。

12 尿

体内で栄養素が代謝され，さまざまな反応が行われた後，不要になった成分は血液中から腎臓で尿に作られ，やがて排泄される。尿は不要物の排泄の他，体内の水分量や無機塩類量を調節し，体液の恒常性維持に重要な役割を果たしている。尿に含まれる成分を分析することは，尿生成に関連する腎臓，尿路などの異状を知るだけでなく，心臓，肝臓をはじめとする全身の臓器の状態を大まかに知る手がかりとなる。尿は全身状態のバロメーターと言われるゆえんである。

12-1 尿の一般性状

(1) 採　　尿

尿の検査には採取直後の新鮮尿[*1]を用いる。採取時間は，早朝起床直後がもっともよいが[*2]，持ち歩くのが難しいので，検査前に随時採取すれば良い[*3]。尿中成分の定量検査を行うときは，1日尿（24時間尿）を用いるのが原則である[*4]。

尿の採取時には外陰部を清拭し，放尿前半を捨て中間部分をとり，最後の部分は分泌物などが入るので捨てる。1日尿の採取は，通常当日午前8時のものは捨て，その後の尿を全量集め，翌日午前8時に強制排尿し，これを含める。尿は細菌が繁殖しやすいので，集める途中では冷室に保管する。冷室に保管できない時は，防腐剤（例；トルエン　1～2 ml）を加える[*5]。

(2) 尿　　量

尿量は気温，体温，飲水量，運動量，年齢などさまざまな要因の影響を受けるが，通常健康な人での排泄量は1日1,000～1,500 ml程度である。1日の尿量は腎疾患などの重要な手がかりとなる。老廃物の排泄のためには，1日500 ml以上の尿は必要で，これを不可避尿という。1日の尿量が500 ml以下の状態が続くときを乏尿といい，脱水症（高

[*1] 古くなった尿は細菌の繁殖等により，成分の変化が起こる。

[*2] 早朝起床時尿はもっとも濃縮された状態のため，尿中の化学成分・細胞成分が検出しやすい。また，起床前なので起立性たんぱく尿（p.127）の可能性が除去できる。

[*3] 激しい運動の後はたんぱくや潜血反応がでることがある。検査当日はジョギングなどは控える方がよい。

[*4] 尿の排泄量はさまざまな要因によって影響を受けるので，一時的な尿成分をもって尿の定量検査値とすることは誤差が大きい。

[*5] 保存容器がプラスチック樹脂の場合，トルエンなどの溶媒に溶けることがあるので注意する。

度の嘔吐，下痢，熱射病などでおこる）や急性腎炎・心不全などで腎臓や心臓の機能が低下した場合にみられる。逆に，1日の尿量が 2,000 ml 以上の状態が続くときを多尿といい，糖尿病，尿崩症，腎萎縮などでみられる。水分を多量にとったときにもおこる。

(3) 尿の性状
① 比　重

尿比重は尿中に溶解している成分の濃度を示す指標であり，腎臓の濃縮力が正常に保たれているかどうかを知る目安となる。通常 1.010〜1.025 の範囲にあり，尿量と反比例する。比重は尿量とあわせて検討する必要があり，低比重で尿量が多いときは尿崩症，高比重で尿量が多いときは糖尿病が疑われる。比重の測定は比重計によるが，簡便には屈折計*1 によっても行える。尿試験紙の項目に含まれることもある（尿中 Na^+ 量を測定*2）。

② 色　調

尿は淡黄色を呈し，これは主にウロクロームという色素の色である。この色素の1日の排泄量はほぼきまっているので，尿量が多いときには色が薄くなり，尿量が少ないと濃くなる。また，薬剤で色がつくことがあり，ビタミン B_2（健康ドリンク剤や市販風邪薬にも含まれる）服用で尿が黄緑色になるのはよく経験するところである。

③ におい

新鮮尿では一種独特のにおいがする。採取後時間が経つと，尿素が分解して生じたアンモニア臭がする。この他，飲食物（ネギ，ニンニク，日本酒など）や薬によっては特有のにおいを発することがある。さらに，甘いにおいは糖尿病が，細菌感染による不快なにおいは膀胱炎が疑われる。

④ pH

尿の pH は新鮮尿で 6.0〜6.5 の弱酸性を示し，5.0〜8.0 の範囲で変動する。食事内容に影響を受け，動物性食品摂取が多いときには pH は低く，野菜・果物など植物性食品が多いときには pH は高い傾向にある。糖尿病，下痢，発熱，飢餓などのときは酸性尿（pH 低下），尿路感染症，重曹服用時にはアルカリ尿（pH 上昇）となる。健康な人でも食事などにより変動しやすいので，1回の検査で異常と判断するのは難しい。

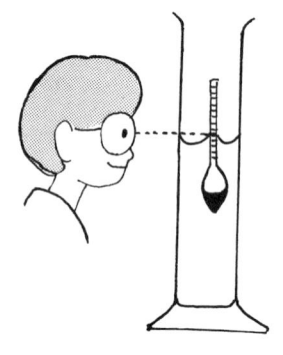

pH の測定は簡便には pH 試験紙を用いる。試験紙を尿に浸し，すぐに標準変色表と比較する。一般に尿試験紙*3 の項目（p.119 参照）に入っていることが多い（この場合 pH 1 または 0.5 きざみでおおまか）。正確には pH メーターを用いて測定する。

*1　尿を屈折計のプリズム面に1〜2滴たらし，目盛りを読む。

*2　尿の比重は尿に含まれる食塩の濃度にほぼ比例する。

*3　尿試験紙ではメチルレッド（変色域 4.6〜6.2），ブロムチモールブルー（変色域 6.2〜7.8）の複合 pH 指示薬を試験紙にしみ込ませたものによって行う。

⑤ 尿の混濁

尿の濁りの原因は塩類尿の場合が多い。これは尿の中に溶けている塩類のうちで析出しやすいシュウ酸塩，炭酸塩，リン酸塩などが，尿が体外に排出後の温度低下（冬期や冷室に保存の場合）やpH変化のために，濁りとなって析出するからである。炭酸塩・リン酸塩では3％酢酸を数滴加えると透明になる。しばらく放置された尿でレンガ色を呈するのは尿酸塩の析出による。これは温めると消失する。また，尿路より分泌された粘液により雲影が生ずることがあるが，病的なものではない。特に女性に多い。

さらに，病的には血液が入った血尿（尿潜血の項参照），膿（細菌や白血球）が混じる膿尿，脂肪のしずくが入った乳び尿などがある。

(4) 尿の性状の観察

操作

尿を採尿の項目（p.117）の注意に従ってカップに採り，この中から試験管（1.8×18 cm）に半分程度入れ，色，におい，混濁の様子を観察する。混濁の観察は採尿直後と，しばらく（10分程度）放置した後の2回行う。

12-2 尿試験紙による検査

尿検査は，痛みがなく手軽に体内の情報を知ることができるので，健康診断で広く行われている。尿検査を簡単に行うには尿試験紙が用いられている。通常，試薬を吸い込ませて乾燥したろ紙片を細長いプラスチックの板に貼り付けてある。検査項目はぶどう糖のみのものから，比重・白血球などを含めて10項目以上も検査できる製品までさまざまである。学生実験ではぶどう糖，たんぱく質，ウロビリノーゲン，潜血，pHの5項目程度で十分であろう。尿試験紙でのぶどう糖，たんぱく質，ウロビリノーゲン，潜血の検査法の原理は12.3，12.4のそれぞれの項目に記した。健康への意識の高まる中で，尿試験紙は手軽に家庭でも実施できるよう，数枚程度の小包装のものが市販されている[*1]。

操作

❶ 尿をカップに採る。採り方は12-1(1)採尿の項目参照[*2]。

❷ 試験紙を尿に浸してすぐ取り出し，一定時間後（30秒〜2分，検査項目により異なる），色の変化を色調表と比べる。試験紙を浸したままにしておくと，色がにじんで判定が不正確となる。

[*1] 検査はあくまでも目安であるから，2〜3回の検査で繰り返し問題があるようなら，医師の診断を受けた方が良い。

[*2] 女性では生理中には尿にたんぱくや血液が混入するので，この期間は尿検査は避けたほうがよい。

ビタミンCの摂取と尿検査

最近の健康ブームで栄養補助食品やビタミン剤を摂る人が増えている。尿検査に関しては，特にビタミンCはぶどう糖，潜血，ビリルビンなどの反応に影響を与えるので，注意が必要である。ビタミンCは摂取後短時間で排泄され，25 mg/dl 以上で有意の影響が出る。多量に摂ると風邪に効いたり，がんの予防になるとして，グラム単位で摂取することもあるが，尿検査のときは前日から控えたい。

12-3　正常尿成分

尿の固形分は約5％で，尿素，アンモニア，尿酸，クレアチニン，各種塩類のほかに，正常範囲のぶどう糖，たんぱく質などを含む。この中で尿素はたんぱく質，尿酸は核酸の最終代謝産物として排泄される。成分値をみると，尿は血液に比べて値の幅が非常に大きい。個人でも状況（飲食物や運動量など）によって大きく変わる（表12-1）。

表12-1　ヒト尿成分正常値（成人）

検査項目	正常値	検査項目	正常値
一般的性質		馬尿酸	0.2～0.6 g/日
尿　量	600～1,600 ml/日	アセトン	10～20 mg/日
比　重	1.006～1.022	ウロビリノーゲン	0.5～2.0 mg/日
pH	4.8～7.5		
水　分	90～95％	酵　素	
固形成分	30～70 g/日	アミラーゼ	<700 U/l
有機成分		無機塩類	
総窒素	10～15 g/日	食　塩	10～15 g/日
総たんぱく	40～150 mg/日	ナトリウム	1.6～5.8 g/日
アルブミン	5.7±2.6 mg/日	カリウム	1～3.9 g/日
ぶどう糖	40～85 mg/日	カルシウム	0.1～0.3 g/日
尿　素	15～30 g/日	マグネシウム	0.02～0.13 g/日
尿　酸	0.4～0.6 g/日	塩　素	2.5～8.9 g/日
アンモニア	0.3～1.2 g/日	リ　ン	0.5～1.0 g/日
クレアチニン	1～1.5 g/日	総硫酸	1.5～3.0 g/日
クレアチン	10～50 mg/日	鉄	0.1～0.2 g/日
アミノ酸	0.2～0.7 g/日		

（金井正光，『臨床検査法提要　第30版』，金原出版（1993）より抜粋）

(1) 尿　　素

尿素はたんぱく質代謝の最終生成物である。たんぱく質を構成するアミノ酸の脱アミノ反応で生じたアンモニアは毒性が強いので，肝臓で尿素に合成された後，腎臓から尿中に排泄される。尿素 $[(NH_2)_2CO]$ は重量の47％を窒素が占め，窒素を排泄するには大変効率のよい化合物である。尿中に1日平均15～30 g 排泄される。尿素合成は肝臓で行われるので，肝疾患があるときは尿素合成量が少なくなり，尿中尿素排泄量も低下する。また，腎疾患で尿の排泄障害がある場合も，尿素の排泄

量は低下する。一方，肉類など動物性食品を多食したときや，飢餓，糖尿病などで体たんぱく質の異化が進むときには，尿素排泄量は増加する。

> **窒素の排泄法**
>
> 動物のアミノ酸代謝で生成したアンモニアの排泄法には3つのタイプがある。魚類などの水生動物はアンモニアのままで水中に直接排泄する。一方，水中に排泄できない陸上動物などでは，アンモニアを毒性の低い物質に変える。鳥類・陸生爬虫類・昆虫類では尿酸に，両生類の成体・哺乳類では尿素に変えてから，体外に排泄する。

1) 尿素の検出

加熱濃縮した尿からアセトンで尿素を抽出し，結晶化する。硝酸を加え硝酸尿素を作る。別に尿素にウレアーゼを作用させ，アンモニアの生成を確認する。

試薬・器具

① アセトン 　　　② 濃硝酸
③ 0.01％ウレアーゼ
　（ナタ豆製）溶液
④ 蒸発皿　　　　　⑤ 顕微鏡
⑥ リトマス紙　　　⑦ 恒温水槽

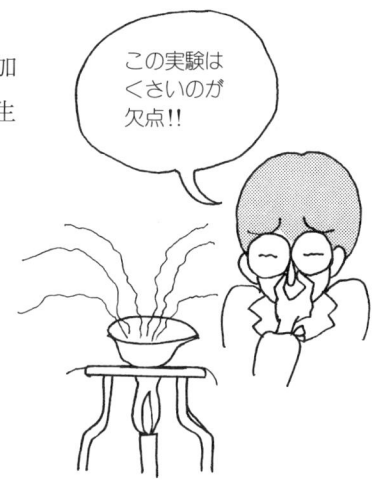

操 作

```
         尿 50 ml
           ↓
      直火・湯浴上で加熱
           ↓
         濃縮乾固
           ↓ ← アセトン 10 ml （3回）
          溶 解
           ↓
          ろ 過
           ↓
          乾 固
    ウレアーゼ      濃硝酸
       ↓            ↓
  リトマス紙 ← 尿素結晶 → 少量の水 → 硝酸尿素結晶
                       に溶解        ↓
                            → 顕微鏡観察
```

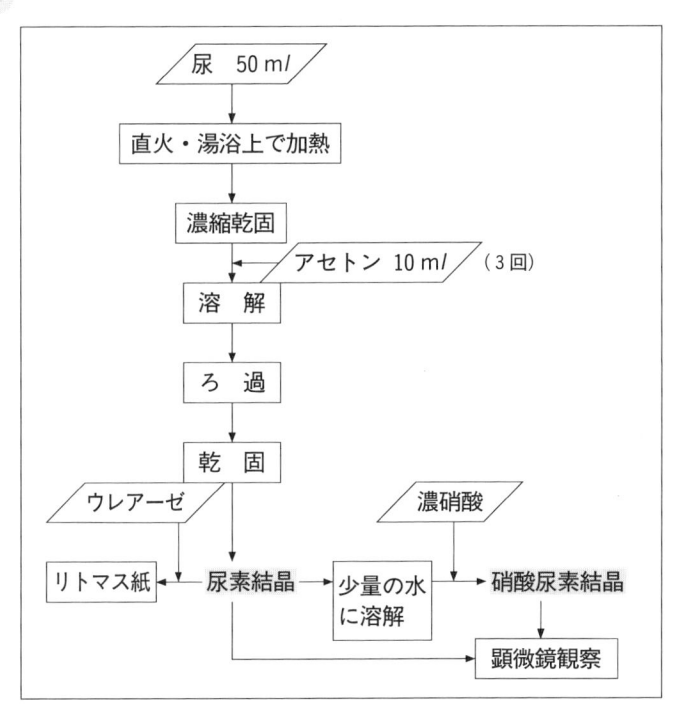

（この実験はくさいのが欠点!!）

❶ 尿50 mlをとり蒸発皿に入れ,直火で加熱し*1水分を蒸発させる。

❷ 水分が少なくなったら,直火での加熱を富め,沸騰水浴上に移し,水分がすっかりなくなり乾固するまで加熱を続ける。

❸ ❷を放冷後,乾固物にアセトン(10 ml×3)*2を加えてよく攪拌し,ろ過する。

❹ ろ液をドラフト中に放置し,アセトンを蒸発させると,尿素の結晶が析出する。

❺ 結晶を一部スライドグラス上にとり,薄く伸ばして顕微鏡で見る。

❻ ❺の結晶をごく少量の蒸留水で溶解後,濃硝酸を一滴滴下すると,硝酸尿素の結晶ができる。カバーグラスをかけて顕微鏡で見る。

❼ 試験管に❹の結晶を入れ,2%尿素溶液5 mlを作り,これに0.01%ウレアーゼ溶液1 mlを加え,37℃,10分間反応させる。試験管の口にリトマス紙をかざして色の変化を見る*3。尿素結晶が足りないときは,市販試薬の尿素で試みる。

2) 尿素の定量

尿素の定量は腎障害の診断,治療経過の観察に重要なデータとなる。

原理

尿素を含むサンプルに強酸性下でジアセチルモノオキシム,チオセミカルバジドを含む発色試薬を加え加熱すると,530 nmに吸収極大をもつ赤色を呈する。これを利用してサンプル中の尿素窒素を求めることができる。

試薬 (キットで市販:和光純薬工業K.K.の例)

① 発色原液A:リン酸405 mlにチオセミカルバジド($H_2NCSN-HNH_2$) 60 mgを溶解し,蒸留水を加えて1 lとする(鉄ミョウバン含有)。

② 発色原液B:ジアセチルモノオキシム[$CH_3(:NOH)COCH_3$] 6.0 g/l

使用前に発色原液Aと発色原液Bを5:1(容量比)の割合で混合する。

③ 尿素窒素標準溶液(尿素窒素50 mg/dlを含む尿素溶液):尿素107.2 mgを蒸留水に溶解し,100 mlとする。

操作

❶ サンプル尿(1日尿)を蒸留水で希釈し,20倍希釈尿を調製する。

❷ 希釈尿と尿素窒素標準溶液各20 μlを,別にブランクとして蒸留

---

*1 直火での加熱は,濃縮が進むと突沸の恐れがあるので注意する。早めに湯浴上の移せば安全だが,濃縮に時間がかかる。

*2 アセトンは引火性なので,この部分は火の気のないところで行うこと。

*3 尿素のウレアーゼによる分解
$(NH_2)_2CO + H_2O \xrightarrow{\text{ウレアーゼ}} 2NH_3 + CO_2$

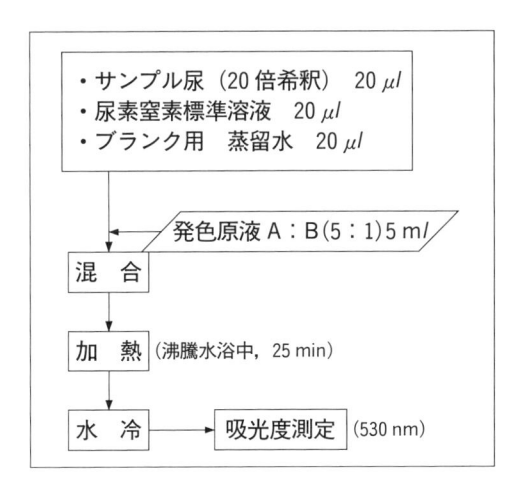

```
┌─────────────────────────────────┐
│ ・サンプル尿（20 倍希釈）  20 μl │
│ ・尿素窒素標準溶液    20 μl      │
│ ・ブランク用 蒸留水   20 μl      │
└─────────────────────────────────┘
        │    ┌─発色原液 A：B(5：1) 5 ml ─┐
        ▼ ◄─┘                            
     ┌─────┐
     │混 合│
     └──┬──┘
        ▼
     ┌─────┐
     │加 熱│ (沸騰水浴中, 25 min)
     └──┬──┘
        ▼
     ┌─────┐   ┌──────────────┐
     │水 冷│──►│吸光度測定    │(530 nm)
     └─────┘   └──────────────┘
```

水 20 μl をマイクロピペットで 3 本の試験管に採取する[*1]。

❸ あらかじめ発色原液 A と B を 5：1（容量比）の割合で混合した発色液 5 ml を各試験管に加え，よく混合する。

❹ 沸騰水浴中で 25 分間加熱後，直ちに流水で 2〜3 分冷却する。

❺ 分光光度計により 530 nm 付近の吸収極大波長においてブランクを対照として吸光度を測定する。

計 算

サンプル尿中の尿素窒素の量は次式で算出する。

$$尿素窒素(mg/日) = \frac{希釈尿の吸光度}{標準溶液の吸光度} \times 50 \times 20 \times 1 日尿量(dl)$$

20；希釈倍率　50；標準溶液の尿素窒素含有量（mg/dl）

検量線を描いたときは，検量線から希釈尿の尿素窒素量を求め，それに希釈倍率（20 倍）と 1 日尿量を乗ずる。

(2) クレアチニン

クレアチンリン酸は高エネルギーリン酸化合物の 1 つであり，ATP が激しく代謝回転する筋肉や神経組織で ATP をすみやかに再生産する貯蔵物質として働いている。

$$ATP + クレアチン \longleftrightarrow クレアチンリン酸 + ADP$$

生物が休息中で ATP 濃度が高いと，クレアチンリン酸の合成が進み，反対に活発な活動により ATP が消費されると，平衡が左側に向いて ATP を補給する。すなわち，クレアチンは細胞内クレアチンキナーゼの作用で，ATP 濃度の急変を防ぐ緩衝的な役割を果たしているといえる。

クレアチニンはクレアチンやクレアチンリン酸の分解産物であり，その変換比はほぼ一定している。クレアチンとクレアチニンは腎臓から排

*1　尿素窒素標準溶液は一点のみを行うのではなく，異なる濃度で 5〜6 点をとり，あらかじめ検量線を画いておけばさらによい。

泄されるが，クレアチンは生体に必要な成分として近位尿細管でほとんど再吸収されるため，健康人では通常尿中には検出されない。一方，クレアチニンは腎臓で再吸収されずに尿中に排泄されるので，その量は腎臓糸球体の濾過量と等しく，個人の筋肉量を反映することになる。

尿中クレアチニン排泄量の測定値が単独で臨床的意味を持つことは少ない。むしろ，1日のクレアチニン排泄量がほぼ一定していることから，随時尿（溶解物の濃度変化が大きい）中のたんぱく質や電解質（ナトリウムなど），ホルモンなどの濃度をクレアチニン1g排泄に相当する排泄量に換算し，これらの尿中成分の1日排泄量を大まかに推定するのに使われることが多い。

クレアチニンの定量

原理（Jafféの反応）

クレアチニンはアルカリ性溶液中でピクリン酸と反応し，活性メチレン基とピクリン酸の縮合化合物である橙赤色のクレアチニンピクラートを生ずる。

クレアチニン　　　　　　ピクリン酸　　　　　　クレアチニンピクラード（橙赤色）

試薬

① 1％ピクリン酸溶液：特級ピクリン酸10gに蒸留水900mlを加え，加熱しながらよく混合して溶解し，冷却したあとメスフラスコに移し，全量を1lにする。

② 2.5N　水酸化ナトリウム溶液

③ クレアチニン標準溶液（2.0mg/ml）：クレアチニン200mgを精秤し，100mlのメスフラスコに入れ，蒸留水を加えて100mlにする。

操作

❶ サンプルは1日尿を用いる。はじめに尿の液量をメスシリンダーで測る。

❷ 50mlのメスフラスコにサンプル尿0.50ml[*1]をとり，ピクリン酸溶液10mlと水酸化ナトリウム溶液0.75mlを加えて混合した後，10分間放置する。

❸ 標線まで蒸留水を加えて50mlとし，20～25℃で10分間加温する（夏期は室温，冬期は恒温槽を使用）。

*1　尿のクレアチニン濃度が濃い（2.0mg/ml以上）場合は，尿を適宜希釈して実験を行い，計算のときに希釈倍率を掛けて補正する。

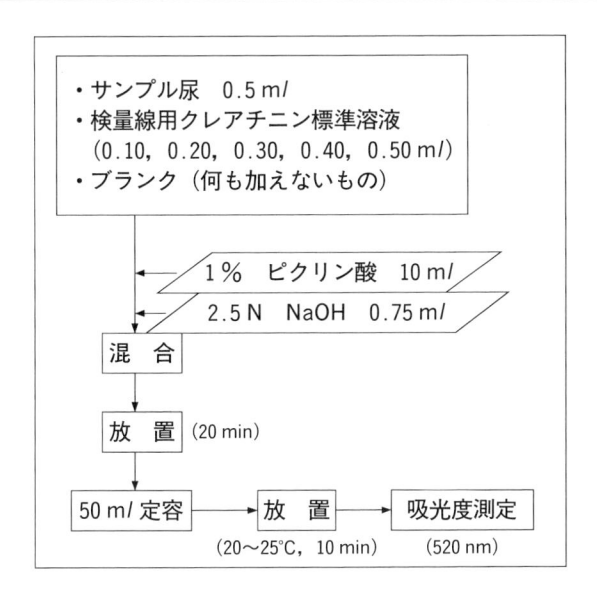

```
・サンプル尿　0.5 ml
・検量線用クレアチニン標準溶液
　（0.10, 0.20, 0.30, 0.40, 0.50 ml）
・ブランク（何も加えないもの）
          ↓
         ← 1% ピクリン酸 10 ml
         ← 2.5 N NaOH 0.75 ml
        混 合
          ↓
        放 置 (20 min)
          ↓
      50 ml 定容 → 放 置 → 吸光度測定
                (20～25℃, 10 min) (520 nm)
```

❹　尿を加えず，ピクリン酸溶液と水酸化ナトリウム溶液だけで同様に操作したものをブランクとして用意する[*1]。

❺　検量線用にクレアチニン標準溶液（2.0 mg/ml）を5本の50 mlメスフラスコにそれぞれ0.10, 0.20, 0.30, 0.40, 0.50 mlとり[*2]，サンプルの場合と同様に❷，❸の操作を行う。

❻　ブランクを基準に，尿および❺のクレアチニン液の吸光度を520 nmで測定する。

計 算

① クレアチニン液の測定値から検量線を作成し，これをもとに尿中クレアチニン濃度（mg/ml）を求める。

② ①の値に1日尿量を掛けてクレアチニン1日排泄量を求める。

　　クレアチニン1日量(mg) ＝
　　　　　クレアチニン濃度(mg/ml)×1日尿量（ml）

③ ②で求めたクレアチニンの1日の排泄量を体重1 kgあたりのmg数で表し，クレアチニン係数を求める[*3]。

$$クレアチニン係数 = \frac{クレアチニン1日量（mg）}{体重（kg）}$$

12-4　異常尿成分

異常尿成分としては，本来尿中に排泄されないものがでる場合と，たんぱく質やぶどう糖のように，正常尿でもわずかに検出されるが，その量がある基準を超えた場合がある。

(1) **ぶどう糖（尿糖）**

血糖値は食事後いったん上昇するが（120～150 mg/dl），インスリン

---

*1　ブランクとしては試料尿と同じく水 0.5 ml を加えると分かりやすいが，いずれ 50 ml 定容とするので，入れなくてもよい。検量線用のクレアチニン標準溶液 0.1～0.4 ml でも水を加えて 0.5 ml をすると分かりやすいが，同様の理由で入れなくてもよい。

*2　標準溶液摂取量とクレアチニン濃度

標準溶液液量	クレアチニン濃度
0.10 ml	0.40 mg/ml
0.20	0.80
0.30	1.20
0.40	1.60
0.50	2.00

*3　クレアチニン係数は筋肉量に比例し，運動や尿量によってほとんど変化を受けない。通常，成人男子は20～26，成人女子は14～22で，同一人の場合，この値はほぼ一定である。

の作用によりぶどう糖がグリコーゲン合成，脂肪合成などに使われ，一定値（70～80 mg/dl）まで低下して落ち着く。腎臓での尿生成の際には，ぶどう糖は低分子量のため，糸球体でいったん原尿中にこし出されるが，尿細管で再吸収が行われ，ほとんどが回収される[*1]。しかし，血糖値が高すぎると（160 mg/dl 以上）再吸収しきれず，尿中に出てくる。このため，高血糖では糖尿が生ずる（膵性糖尿）。また，血糖値は高くなくても，尿細管の再吸収能力が低い場合には，尿中にぶどう糖が出ることがある（腎性糖尿）。一般に尿糖検査は集団検診などで糖尿病を把握する便法として用いられることが多く，正確な診断にはぶどう糖負荷試験や血糖のチェックを行う必要がある。

1） 尿試験紙

原理（グルコースオキシダーゼ法）

尿糖はグルコースオキシダーゼ法を利用した尿試験紙で簡単に調べることができる。この方法では，ぶどう糖はグルコースオキシダーゼの作用で過酸化水素を生じ，ついでペルオキシダーゼの作用で色原体を酸化する[*2]。色原体には o-トリジンやテトラメチルベンチジンが用いられ，酸化型色原体は青色を呈する。試験紙の基調の色にはピンク色のものと黄色のものがあり，ぶどう糖の濃度に対応して前者ではピンク→紫，後者では黄色→緑を呈する。この定性検査で陰性（−）を示せば正常である。

2） 尿糖の検出

糖尿病の治療方針の決定や治療効果の判定には尿糖の定量結果が用いられているが，ここでは簡便に試験紙以外の方法での尿糖の検出を行う。

原理（ベネディクト法）

本法は 2.1（p.13）に示したフェーリング法と同じく，還元糖がアルカリ溶液中で Cu^{2+} を還元して Cu_2O の沈殿を生じる反応である。弱アルカリ性のベネディクト試薬を用いることで，反応をゆっくり進行させるので，還元糖の量が多くなるに従い沈殿の色が緑→黄色→赤と変化するのがわかる。

試薬

ベネディクト試薬：クエン酸ナトリウム 173 g と無水炭酸ナトリウム 100 g を水 800 ml に加温溶解する。放冷後，硫酸銅 17.3 g を 100 ml の水に溶かした液を徐々に加えて混合し，最後に全量を 1 l とする。

操作

ベネディクト試薬 5 ml を試験管に採り，これに尿 0.5 ml を加えて混和し，沸騰水浴中で 2 分間加熱する。

[*1] 健康人の尿中にもわずかなぶどう糖が含まれる（表12-1 参照）。

[*2] 尿糖検出（試験紙）の原理
- ぶどう糖+O_2 $\xrightarrow{GOD}$ グルコン酸+H_2O_2
- H_2O_2 $\xrightarrow{POD}$ H_2O+O
- O+色原体（無色）── 酸化型色原体（発色）

GOD；グルコースオキシダーゼ
POD；ペルオキシダーゼ

(2) たんぱく質

　腎臓の機能に何らかの障害が起きると，本来なら濾過されない血液中のたんぱく質が尿中に出てしまう。そこで，尿中にたんぱく質がでるときは腎疾患（腎炎*1，ネフローゼ症候群*2）などが疑われる。ただし，たんぱく質は正常な場合でも1日数十mgは尿中に排泄される。健康人の尿中たんぱく質としては血漿たんぱく由来のアルブミンが多いが，ほかに α_1-糖たんぱく，トランスフェリン，ウロムコイドなども少量含まれる。また，たんぱく質が出ても病気ではない場合があり，良性たんぱく尿という。これには激しい運動をした後や熱い湯での入浴後，精神的興奮，ストレスなどにより一過性にみられる生理的たんぱく尿，安静臥床時では認められないが，起立することによって尿たんぱくが出現する起立性たんぱく尿がある。このほか，風邪を引いたときや体調の悪いときにも一時的にたんぱく尿が出ることもあるので，1回の検査ですぐ病気と診断することはできない。

*1　腎炎：腎臓糸球体に炎症が起こる病気。たんぱく質のほかに，血尿がでることがある。

*2　ネフローゼ症候群：腎臓糸球体の異常によって，血液中のたんぱく質が多量に尿中に排泄され，たんぱく尿，浮腫，低たんぱく血症，高コレステロール血症などの症状があらわれる病気の総称。

1) 尿試験紙

　原理　（たんぱく誤差法）

　たんぱく質の検出も簡便に試験紙で調べることができる。この方法は指示薬TBPB（テトラブロムフェノールブルー）がたんぱく質と複合体を形成する性質を利用したもので，試験紙にはTBPBとクエン酸緩衝液が染み込ませてある。正常尿ではこの緩衝液のためにpH 3で黄色を呈するが，たんぱく質を含むとTBPBの変色点が低下し，同じpHで青色を呈するようになる。この方法は尿中のアルブミンだけを感知する。10 mg/dl 以上で±，30 mg/dl 以上で＋となり，＋以上を異常とする。

2) 尿たんぱく質の定量

　尿試験紙による定性検査でたんぱく質陽性とでた場合には，しばしば定量検査が行われる。尿たんぱく質の定量には多くの方法があるが，従来スルフォサリチル酸法やTCA法などの比濁法が多く用いられてきた。しかし，たんぱく質種間差が大きいことなどから，近年ではピロガロールレッド・モリブデン錯体法，CBB（クマシーブリリアントブルー）法が用いられることが多い。ここでは従来の問題点を改良したピロガロールレッド・モリブデン錯体法を載せる。たんぱく質は定量法では1日150 mg以下を陰性とする。

　原理　（ピロガロールレッド・モリブデン錯体法）

　ピロガロールレッドはモリブデン酸と結合し，赤色の錯体を形成する。この錯体は，酸性条件下でたんぱく質と結合すると，極大吸収波長が長波長側にシフトし，青紫色を呈する。この吸光度を測定し，試料中

の総たんぱく質濃度を求める。

試薬　（キットで市販：和光純薬工業 K.K. の例）

① 発色試液：ピロガロールレッド（$C_{19}H_{12}O_8S$）26.8 mg とモリブデン酸アンモニウム〔$(NH_4)_6Mo_7O_{24}\cdot 4H_2O$〕30.0 mg を 0.1 M グリシン緩衝液に溶解し 1 l とする。

② たんぱく質標準溶液：ヒト血清アルブミン　100 mg/dl

操作

```
・サンプル尿        100 μl
・たんぱく質標準溶液  100 μl
・ブランク用蒸留水    100 μl
           ↓
       ←発色試薬 6.0 ml
   混合 → 放置 → 吸光度測定
       (室温, 20 min)  (600 nm)
```

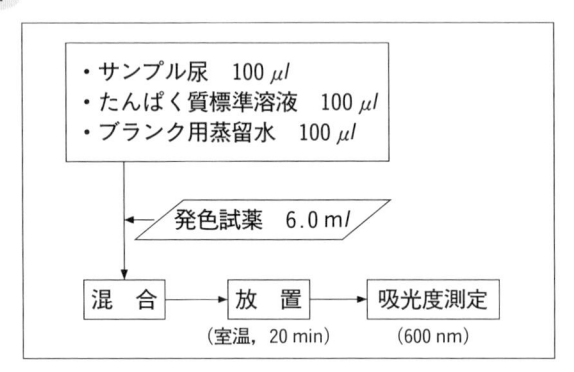

❶ サンプル尿とたんぱく質標準溶液を各 100 μl と，別にブランクとして蒸留水 100 μl をマイクロピペットで試験管に採取する[*1]。

❷ 各試験管に発色試薬 6.0 ml を加え，よく混合する。

❸ 室温で 20 分放置後，1 時間以内にブランクを対照にして 600 nm で吸光度を測定する。

計算

$$\text{総たんぱく質濃度 (mg/d}l) = \frac{\text{サンプル尿の吸光度}}{\text{標準溶液の吸光度}} \times 100$$

100；たんぱく質標準溶液の濃度（mg/dl）

*1　たんぱく質標準溶液は一点のみを行うのではなく，異なる濃度で5〜6点をとり，あらかじめ検量線を画いておけばさらによい。

(3) ウロビリノーゲン

赤血球が壊されて溶出したヘモグロビンは肝臓に運ばれ，ビリルビンとなる。ビリルビンは胆汁と共に十二指腸内へ分泌され，ここで腸内細菌の働きにより還元されてウロビリノーゲンとなる。腸管内のウロビリノーゲンは大部分糞便中に排泄されるが，一部は腸管から再吸収され，門脈を通って肝臓にもどり，多くは再びビリルビンになり，胆汁中に排泄される（腸肝循環）。しかし，一部はビリルビンにならず，血中に入り，わずかではあるが腎臓を経て尿中に排泄される。この量は1日 0.5〜2 mg である。尿中ウロビリノーゲンは肝機能障害，血管内溶血，腸内容の停滞などがあると増加する。逆に胆道の完全閉塞などで胆汁が分泌されない場合は陰性（－）となり，これも異常値である。

原理　（尿試験紙）

ウロビリノーゲンの検査法は数多い。一例をあげると，ジアゾカップ

リング法ではウロビリノーゲンを 4-メトキシベンゼン四フッ化ホウ酸塩と反応させる。ウロビリノーゲンの濃度により，淡黄色からオレンジ色を呈する。正常値は擬陽性であるが，完全に陰性の場合（異常）は判定できない。

(4) 尿潜血

血尿は尿中に赤血球がみられる状態を指すが，その検査法に化学的手法を用いるのが尿潜血反応である。ほかに，尿沈渣を鏡検により調べる方法がある[*1]。尿潜血は尿試験紙の項目に入っており，溶血して目に見えないヘモグロビン・ミオグロビンにも反応する。血尿ないしヘモグロビン尿をきたす疾患には，腎炎をはじめとする種々の腎疾患，尿路疾患，溶血性貧血，不適合輸血によるものなどがある。

原　理　（尿試験紙）

ヘモグロビンの持つペルオキシダーゼ様活性を利用した方法である。試験紙に含まれる過酸化物にヘモグロビンのペルオキシダーゼが作用すると，活性酸素が発生する。この活性酸素が，試験紙に塗布してある色原体を還元型（無色）から酸化型（発色）に変化させる。試験紙には溶血剤が入っているので，溶血していない赤血球も反応を示す。

[*1] 臨床検査では尿を遠心分離にかけ，沈殿物（沈渣）を顕微鏡で調べる。視野内の白血球，上皮細胞，尿円柱，塩類結晶，細菌などの有無，数を数える。

13 動物実験

　栄養学・生化学の実験を行う最終的な目標はヒトの栄養学である。栄養学はヒトを対象とした学問であるから，ヒトを実験の対象として行いたいと考えることは無理もないことであるが，それは倫理上，人道上許されないことである。しかしながら栄養素の代謝，体構成成分の変動また食生活（飼料）の生体に及ぼす影響，疫学調査から得られた結果を解析するためには動物を用いた実験が必要となってくる。
　一方，動物実験で得られた結果は必ずしもヒトで起きているとは限らず，種の違いということも念頭に置かなければならない。

13-1　動物の選択

　実験には生物学的にヒトにより近い種で代謝経路・遺伝的形質が知られている，飼育管理がしやすい，経費が少なくて済む等のほか，実験の内容にあわせて動物を選択しなければならない。多くの栄養実験にはラット（白ネズミ）が用いられている。ラットはヒトと同様に雑食性で，雌雄の体脂肪，体重の差も良く似ている。寿命は2〜3年でこれはヒトの約1/30にあたり，ラットの一日はヒトの30日に相当する。また，大きな違いはヒトは昼行性であり，ラットは夜行性であることである。
　実験動物を繁殖供給している会社によっていくつかの系統があり，同じラットでも扱い易さや実験に対する反応が異なる場合もある。
　近年は疾患モデル動物が作成され，高血圧自然発生ラット（SHR），脳卒中易発症ラット（SHRSP），自然発症糖尿病ラット（GK）などがある。疾患モデル動物ではないが遺伝的にアスコルビン酸を合成できないラット（ODS）なども作成され，栄養摂取状況と代謝疾患発症との関連の実験に用いられている。

13-2 飼育と管理

(1) 飼育室

飼育室の環境も実験結果に大きく影響する場合がある。共同使用の飼育室では特殊条件に温度，湿度を設定できない場合もあり，共同利用者と飼育期間・条件など調整しなければならない。

飼育室，飼育棚などの清掃は実験終了毎に行い，その他年数回定期的に清掃消毒を行う必要がある。飼育室の環境が動物実験の影響因子とならないように配慮し，実験期間中は糞尿の処理，飼育棚および飼育室床面の清掃を汚れるつど行う。

一般に飼育室の温度は20～25℃（22±2℃），湿度は50～60％（55±5％）の範囲に設定され，照明条件は24時間内で一定の条件で明暗周期（例；明期7：00～17：00　暗期17：00～7：00）を設定する。

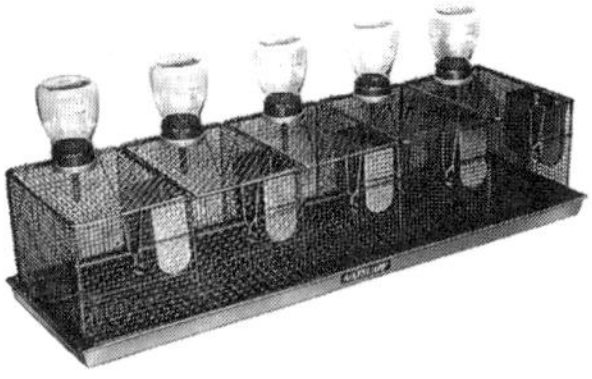

図 13-1　個別飼育ケージ
（㈱夏目製作所カタログより）

(2) 飼育ケージ

幼若ラットの場合には大きなケージで数頭一緒に飼うこともあるが，一般飼育にはステンレス製ワイヤーの個別飼育のケージ（W 750×L 210×H 170 mm）（図 13-1）を用いる。糞尿の採取には代謝ケージ（図 13-2）が用いられている。また特殊なものとして，呼気等を採取する密閉式のガラス代謝ケージ（図 13-3）がある。

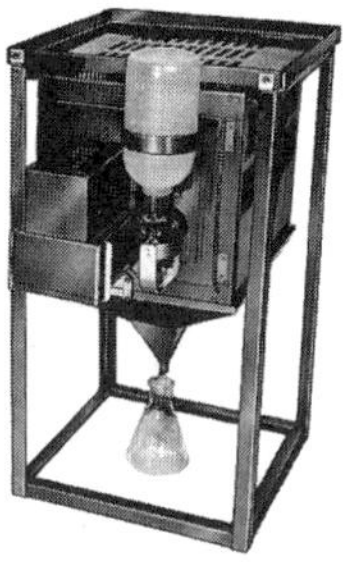

図 13-2　代謝ケージ
（㈱夏目製作所カタログより）

(3) 飼育法

飼育室内に入るときには前室で手指をよく洗って消毒し，専用の白衣，履き物を用いる。退室時にも手指をよく洗って消毒する。カゼを引いていたり体調のすぐれないときは，飼育室への入室はさける。

動物の世話は毎日一定の時間に飼料の更新および計量，給水器の洗浄および更新を行い，体重の測定を行う。一般に使われる体重計を図13-4に示した。長期飼育の場合はケージの交換を汚れる都度行う。ラットの取り扱いはていねいに愛情を持って行い，飼育室内では大きな声を出したり，ケージをぶつける等動物に恐怖感を与えないよう注意する。動物を乱暴に扱うと，恐怖心から人をかむなど攻撃的になる場合がある。動物をつかむ場合は躊躇せず慣れないうちは軍手などをして，包み込むように柔らかく後上方から頭部後方，前肢のあたりをつかむ。

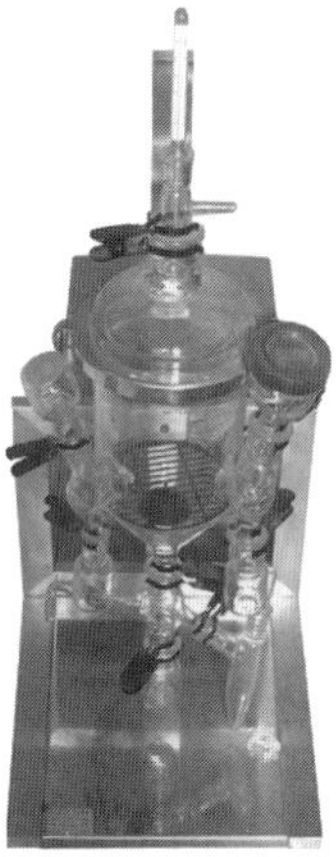

図 13-3　密閉式ガラス代謝ケージ

(4) 飼　料

飼料に用いられる原料によって粗飼料，精製飼料，完全精製飼料（化学的に組成のはっきりした飼料）に分けることができる。粗飼料は未精製の動植物（魚粉，小麦粉など）を原材料としたもので，ビタミン，ミネラルなども添加される。飼料会社からラット，マウス用，モルモット用，ウサギ用などの一般飼育用粗飼料（粉末および固形）として市販されている。

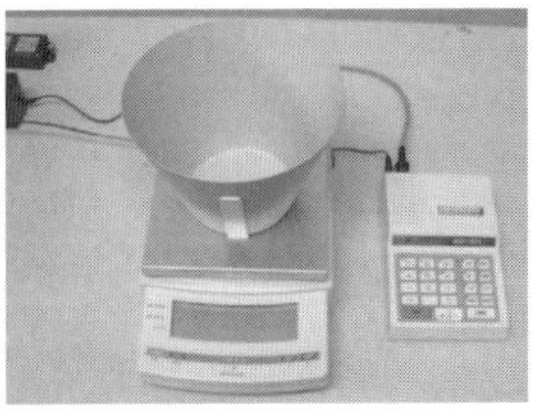

図 13-4　体重計

精製飼料はカゼイン，しょ糖，でんぷんなど精製された原料を用いて調製される。精製飼料は栄養実験で最も多く使用されているもので，実験目的にあわせて調製する

完全精製飼料は試薬純度の栄養素（アミノ酸，糖，脂肪酸組成のわかった中性脂質など）にビタミン，ミネラルを添加して調製する。

表 13-1 に一般的に用いられている実験用精製飼料の例を示した。表 13-2 にラットの栄養要求量を，表 13-3 に最大成長が得られる AIN 93

表 13-1　ラットに用いられる一般的な飼料（AIN 76 A）

しょ糖	500
カゼイン	200
コーンスターチ	150
コーンオイル*	50
繊　維	50
塩類混合	35
ビタミン混合	10
DL-メチオニン	3
コリン重酒石酸塩	2

＊ BHT または Santoquin　g/kg　diet

塩類混合（g/kg）

リン酸水素カルシウム（$CaHPO_4$）	500.00
クエン酸・カリウム（$K_3C_6H_5O_7 \cdot H_2O$）	220.00
塩化ナトリウム	74.00
硫酸カリウム	52.00
酸化マグネシウム	24.00
クエン酸鉄（16〜17％Fe）	6.00
炭酸マンガン（53〜55％Mn）	3.50
炭酸亜鉛（70％Zn）	1.60
硫酸クロム(III)カリウム・12 水［$CrK(SO_4)_2 \cdot 12H_2O$］	0.55
炭酸銅（53〜55％Cu）	0.30
ヨウ素酸カリウム（KIO_3）	0.01
亜セレン酸ナトリウム（Na_2SeO_3）	0.01
しょ糖粉末	118.03

ビタミン混合（g/kg）

ニコチン酸	3
パントテン酸カルシウム	1.6
ピリドキシン塩酸塩	0.7
チアミン塩酸塩	0.6
リボフラビン	0.6
葉　酸	0.2
ビオチン	0.02
シアノコバラミン（ビタミンB_{12}）	0.001
ビタミン A（レチニルパルミテートまたはアセテート）	1)
ビタミン E（dl-α-トコフェロールアセテート）	2)
ビタミン D_3（コレカルシフェロール）	3)
ビタミン K（メナキノン）4)	0.005
しょ糖粉末	全量が 1 kg となるようにする

1) 安定化した粉末で加える
　　ビタミン A として 400000 IU またはレチノール 120000 当量
2) 安定化した粉末で 50000 IU 与える
3) 粉末のもので 100000 IU 相当を加える
4) メナジオン

表 13-2 ラットの維持・成長・繁殖に必要な栄養素量

栄養素		単位	飼料[1] 1 kg 当たり		
			維持	成長	繁殖（雌）
脂 質		g	50.0	50.0	50.0
	リノール酸	g	[2]	6.0[2]	3.0[2]
	リノレン酸	g	[3]	[3]	[3]
たんぱく質		g	50.0[4]	150.0[4]	150.0
アミノ酸					
	アルギニン	g	ND	4.3	4.3
	芳香族アミノ酸	g	1.9	10.2	10.2
	ヒスチジン	g	0.8	2.8	2.8
	イソロイシン	g	3.1	6.2	6.2
	ロイシン	g	1.8	10.7	10.7
	リジン	g	1.1	9.2	9.2
	メチオニン＋シスチン	g	2.3	9.8	9.8
	スレオニン	g	1.8	6.2	6.2
	トリプトファン	g	0.5	2.0	2.0
	バリン	g	2.3	7.4	7.4
	その他非必須アミノ酸	g	[5]	66.0	66.0
無機質					
	カルシウム	g	[6]	5.0	6.3
	塩 素	g	[6]	0.5	0.5
	マグネシウム	g	[6]	0.5	0.6
	リン	g	[6]	3.0	3.7
	カリウム	g	[6]	3.6	3.6
	ナトリウム	g	[6]	0.5	0.5
	銅	mg	[6]	5.0	8.0
	鉄	mg	[6]	35.0	75.0
	マンガン	mg	[6]	10.0	10.0
	亜 鉛[7]	mg	[6]	12.0	25.0
	ヨウ素	μg	[6]	150.0	150.0
	モリブデン	μg	[6]	150.0	150.0
	セレン	μg	[6]	150.0	400.0
ビタミン					
	A (retinol)[8]	mg	[6]	0.7	0.7
	D (cholecalciferol)[9]	mg	[6]	0.025	0.025
	E (RRR-α-tocopherol)[10]	mg	[6]	18.0	18.0
	K (phylloquinone)	mg	[6]	1.0	1.0
	Biotin (d-biotin)	mg	[6]	0.2	0.2
	Choline (free base)	mg	[6]	750.0	750.0
	Folic acid	mg	[6]	1.0	1.0
	Niacin (nicotinic acid)	mg	[6]	15.0	15.0
	Pantothenate (Ca-d-Pantothenate)	mg	[6]	10.0	10.0
	Riboflavin	mg	[6]	3.0	4.0
	Thiamin (Thiamin-HCl)[11]	mg	[6]	4.0	4.0
	B_6 (pyridoxine)	mg	[6]	6.0	6.0
	B_{12}	μg	[6]	50.0	50.0

1) 栄養要求量は飼料に10％の水分を含み，3.8～4.1 kcalの代謝エネルギーを含む場合．
2) 雌は成長に2 g/kg必要
3) 必要だが要求量未測定
4) アミノ酸組成が良好で消化性が高いたんぱく質（ラクトアルブミン）
5) グリシン，アラニン，セリン混合物として41.3 g/kg
6) 維持期の要求量は未測定，成長期の値を用いる
7) フィチン含量の高い原料を用いた場合は増量する（例：大豆粉末）
8) 2300 IU/gに相当　β-カロテンの場合は1.3 mg/kgに相当
9) 1000 IU/kgに相当
10) 27 IU/kgに相当．高脂肪食時は増加する
11) 低たんぱく高炭水化物食時は増加する

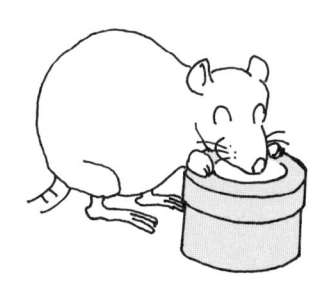

表13-3 ラットの成長期・維持期用精製実験飼料 (AIN 93)

g/kg diet

	成長期	維持期
コーンスターチ	397.486	465.692
カゼイン (≧85%)	200	140
デキストリン化コーンスターチ[1]	132	155
しょ糖	100	100
大豆油	70	40
繊維 (セルロース)	50	50
塩類混合	35	35
ビタミン混合	10	10
L-シスチン	3	1.8
コリン重酒石酸塩 (41.1%コリン)	2.5	2.5
tert-ブチルヒドロキノン (TBHQ)	0.014	0.008

塩類混合 (g/kg)[2]

	成長期	維持期
炭酸カルシウム (40.0% Ca)	357.00	357.00
リン酸一カリウム (22.8% P, 28.7% K)	196.00	250.00
硫酸カリウム (44.9% K, 18.4% S)	46.60	46.60
クエン酸三カリウム一水和物 (36.2% K)	70.78	28.00
塩化ナトリウム (39.3% Na, 60.7% Cl)	74.00	74.00
酸化マグネシウム	24.00	24.00
クエン酸鉄 (III) 水和物	6.06	6.06
塩基性炭酸亜鉛	1.65	1.65
炭酸マンガン	0.63	0.63
炭酸銅	0.30	0.30
ヨウ素酸カリウム	0.01	0.01
セレン酸ナトリウム	0.01025	0.01025
モリブデン酸アンモニウム四水和物	0.00795	0.00795
メタケイ酸ナトリウム九水和物	1.4500	1.4500
硫酸カリクロム (III) 12水	0.2750	0.2750
塩化リチウム	0.0174	0.0174
ホウ酸	0.0815	0.0815
フッ化ナトリウム	0.0635	0.0635
炭酸ニッケル (III) 四水和物	0.0318	0.0318
バナジン酸アンモニウム	0.0066	0.0066
しょ糖 (粉末)	221.026	209.806

ビタミン混合 (g/kg)[3]

	成長期	維持期
ニコチン酸	3	3
パントテン酸 Ca	1.6	1.6
ピリドキシン塩酸塩	0.7	0.7
チアミン塩酸塩	0.6	0.6
リボフラビン	0.6	0.6
葉酸	0.2	0.2
d-ビオチン	0.02	0.02
ビタミン B_{12} (0.1%シアノコバラミン/マンニトール)	2.5	2.5
All-rac-α-酢酸トコフェロール (500 IU/g)	15	15
ビタミンAパルミテート (500000 IU/g)	0.8	0.8
ビタミン D_3 (400000 IU/g)	0.075	0.075
ビタミンK (フィロキノン)	0.075	0.075
しょ糖 (粉末)	974.655	974.655

1) 四糖類,少糖類あるいはこれに相当するもの
2) AIN 93 ミネラル混合を使用
3) AIN 93 ビタミン混合を使用

の飼料組成を示した。

(5) 飼料の調製法[*1]

実験に用いる精製飼料（purified diet）は精製たんぱく質，精製糖質，精製脂質，ビタミン混合物，塩類混合物を原料として調製される飼料であるが，実験の目的によって再精製した原料を使用したり，栄養素の加減を行い目的の飼料を調製する。

飼料は冷凍あるいは冷蔵すれば数か月保存が可能であるが，給与時に常温にさらされるので，調製量は2〜3週間で使いきる量とする。

1) 飼料の調製に当たって原料となるたんぱく質源，炭水化物源，脂質源など同一ロットを十分量そろえ，飼育期間中に飼料材料のロットが異なる飼料をあたえることのないよう注意する。

① カゼイン：たんぱく質含量85％以上の精製ミルクカゼインを用いる。

② 炭水化物源：市販の α-でんぷんを用いる。

③ 脂質源：同一ロットのものを用意する。

④ 繊維素：飼料用セルロース粉末を使用する。

⑤ 塩類混合物：塩類混合はAINで組成の決められたものを使用する。

⑥ ビタミン混合物：ビタミン混合物はAINで組成の決められたものを使用する。

2) 飼料調製の前に手を石鹸で良く洗いアルコールで殺菌し，実験用のグローブを着用する。各原料は良く洗浄し，アルコールで殺菌した容器に秤量する。脂質源は大きめのビーカーに計りとる。また飼料の混合に際して特定の栄養素の欠乏飼料などの場合には，混合用容器を蒸留水とアルコールで洗浄し容器の材質にも考慮する。

3) 大きな乳鉢，あるいはほうろう引きのボールなどに少ない量のビタミン混合と糖質源の一部（ビタミン混合と等量程度）を入れ混合する。次にミネラル混合，コリン，メチオニンを加え混合し，さらにカゼインの半量，残りの糖質を加え均質にした後，脂質源を少量ずつ加え均一にし，油脂の容器の内壁を残りのカゼインで拭い混合する。飼料の混合は必ず少量の物から加え，吸湿しやすいコリンは繊維を撹拌時に少量加える。

4) 調製した飼料は密閉したポリ袋などにうつし，飼料の内容，調製した期日を記入して冷暗所に保存する。

(6) 給餌様式

給餌様式は実験目的にあわせて種々の方法が工夫されている。摂食時間を自由にする連続給餌，摂食時間を制限する間欠給餌[*2]，また摂食量

[*1] 特定の栄養素を欠いた欠乏飼料を調製する場合は，欠乏させる栄養素のcontaminationに注意し，飼料原料に含まれていないことを確認する。飼料調製に使用する器具，グローブの洗浄も厳重に行うことが重要である。

[*2] intermittent feeding

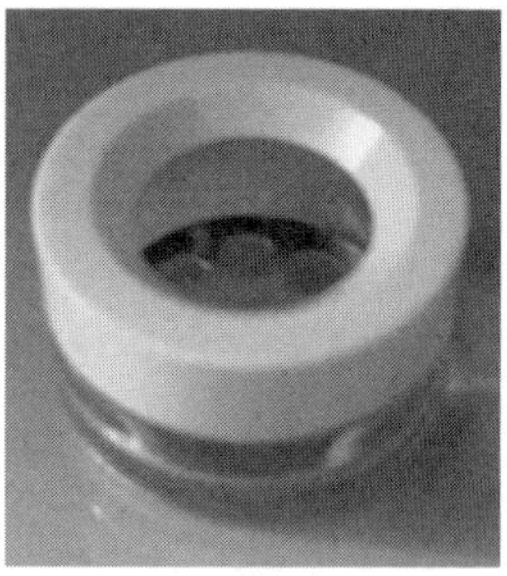

を自由にするか制限するか，飼料の栄養素組成を異にした飼料を選択させる等により何種類かの方法がある。

給餌に使用する餌いれを図13-5に示した。

1) **自由給餌法**（ad libitum）

飼料を十分に与え，摂食時間も制限しない。飼料の種類（高エネルギー食，欠乏食など）によっては摂食量の低下が観察される。実験結果が固有の飼料組成によるものか，摂食量低下によるものか評価しにくい場合がある

2) **等量給餌法**（paired-feeding）

飼料摂食量の少ない群にあわせて，他方の群の飼料給餌量を1日遅れで給与していく方法で，飼料摂取量の差による影響をさけることができる。

3) **時間制限給餌法**（meal-feeding）

24時間の中で限られた時間だけで摂食させる方法である。時間制限給餌法にあらかじめ慣れさせておかないと，摂食量低下になる場合がある。

このほかチューブや胃ゾンデを用いて飼料や実験物質を胃内に強制的に投与（force feeding）する場合もある。

(7) **給　餌**

一般的に飼料は粉末で与えることが多いが，実験の目的にあわせて粉末，固形，練り餌にするか給餌の形態を選ぶ。粉末，固形は給餌しやすいが，食べこぼしが多い場合には摂食量測定が困難になる。練り餌の場合こぼれた飼料を集めやすいが，飼料の更新を毎日行わないと変質，腐敗が起きる。

(8) **解剖の方法**（と殺方法）

ラットのと殺方法は殺した後，臓器，組織，血液などのどのような成分，酵素の活性を調べるかを考慮し，ラットに無用な苦痛を与えることなく，かつ実験計画に与える影響を最小にすることが要求される。

ラットを飼育室から離れた実験室に移動させたり，と殺解剖に隣接した場所に放置せず，速やかにと殺するように心がける。

1) **断首放血と殺**

動物の固定あるいは処理中に暴れたりしないように，軍手をした片手でしっかり上方から前肢を後方にのばした形で固定し，ハサミまたは断首器でいっきに断首する。血液が必要な場合には遠心管などに受ける。

2) **麻酔下と殺**

① ネンブタール（ペントバルビタールナトリウム）麻酔

ラットの体重1 kg当たり50 mg前後を腹腔内に注射する。注射後に

ガラス製餌いれ

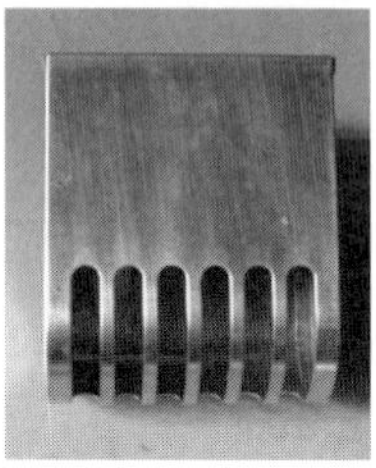

固形飼料用餌いれ

図13-5

動物が横臥して立ち上がれなくなった状態が確認できたら，解剖台に固定する。血液は心臓より直接採血するか，開腹して採血する（11章(p.101)参照）。ネンブタール投与の注射器はツベルクリン用を使用すると投与量を把握しやすい。

② エーテル麻酔

デシケーターの目皿下にエーテルをしみ込ませた脱脂綿をいれ，気化したエーテルを充満させ，ラットを入れ速やかに蓋をする。麻酔はデシケーターを左右に傾けたときにラットが立ち上がる姿勢を維持できない状態が確認できたときに取り出し，解剖台に固定する。麻酔に使用するデシケーターはドラフトなど通気性の良い場所に置く。

3) 頸椎脱臼と殺

片手でラットの頸部を上方からつまむようにして台の上に固定し，尾部を上方へ頸部を折るように引く。

13-3　各種動物実験

(1) 動物の成長試験

動物の成長（体重増加）を比較することにより，栄養価を判定するものであり，最も基本的な栄養価判定法である。

幼若ラット（4週齢）を用い対照飼料群，実験飼料群をもうけ，両群の成長速度を比較する。飼料は自由摂食として体重と飼料摂取量を測定する。たんぱく質含量を同一にした場合，栄養価の高いたんぱく質ほど高い成長（体重増加）を示す。

1) 増体重

一定期間（数週間）の体重増加量を，対照区，実験区で比較する。実験期間中に増加した体重が多いほど，飼料の栄養価が高いことになる。

$$体重増加量（g）＝終体重（g）－初体重（g）$$

2) 飼料効率（feed efficiency）

実験期間中の体重増加量と全飼料摂取量との比較で，飼料の栄養価が高いほど値は大きくなる。

$$飼料効率＝\frac{増体重（g）}{飼料摂取量（g）}$$

3) たんぱく質効率（protein effeciency ratio：PER）

摂取したたんぱく質量に対してどれだけ体重が増加したかを示した数値で，栄養価の高いたんぱく質ほど摂取量が少なくて体重増加量が大きくなる。飼料中のたんぱく質含量は数段階に変化させ，幼若ラットを4〜8週飼育して比較する。この方法の特徴は実験が容易な点である。しかし比較的日数を要すること，たんぱく質の種類によっては生物価に比

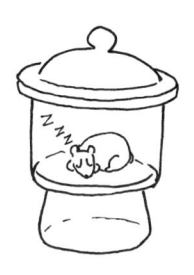

し低値となること，体重増が体脂肪による場合があることなどが難点である。

$$たんぱく効率（PER）=\frac{増体重（g）}{たんぱく質摂取量（g）}$$

4) NPR（net protein ratio）

摂取されたたんぱく質は体の維持と成長に利用される。NPRはたんぱく質の体に対する全効果をあらわすもので，生物価と比較しうる。体重維持分は無たんぱく質飼料群の体重減で示される。PERと類似した方法で測定されるが，飼育期間が10日程度，無たんぱく群を設けることが異なる。

$$NPR=\frac{たんぱく質飼料群の体重-無たんぱく質飼料群の体重（g）}{摂取全たんぱく質量（g）}$$

(2) 出納実験[*1]

栄養素の吸収量と排泄量を測定してその摂取量が充足しているか，不足しているかまた，平衡維持しているかを調べる試験を出納試験という。主にたんぱく質，無機質，ビタミンの栄養実験で行われる。

摂取した食品の栄養素は100％利用されるわけではなく，消化されず糞中に排泄される物があり，吸収されて体内に留まる物，尿中に排泄される物もある。これら消化吸収の割合，体内保留の割合を調べるものである。ラットの週齢は実験の目的にあわせて選択する。飼育期間は1週間程度で終了する。

1) 消化吸収率（見かけ上の消化吸収率）の求め方

消化吸収率の測定をする場合，摂取量から糞中排泄量を差し引いているが，実際には消化管の細胞，消化液，腸内微生物などのたんぱく質や脂質という内因性成分を含んでいる。一般に消化率というのはこの見かけの消化率を示している。

$$吸収量 = 摂取量（飼料摂取量 \times 成分含量）- 糞中排泄量（全糞量 \times 糞中含量）$$

$$消化吸収率（\%）=\frac{吸収量}{摂取量} \times 100$$

2) 真の消化率

真の消化率を求めるには内因性糞中排泄量を差し引かなければならない。内因性糞中排泄量を厳密に求めるのはかなり困難であるが，一般的には飼料を摂取していないときの糞便，目的の栄養素を含まない飼料を与えて糞便中の成分を測定する方法が用いられている。内因性糞中排泄量を求めるため，1群のラットで目的物質を含まない飼料を与える期間と，含有する飼料を与える期間を設ける場合と，2群をもうけて実験を

*1 出納実験
1) たんぱく質の栄養価判定に成長期（4週齢：体重60g前後）の白ネズミを用いる場合の試料たんぱく質量は10％，成熟後（6か月以降：体重400～500g）では5％とする。
2) 窒素出納の実験をする場合には，窒素が散逸しないように尿受器には1～2N塩酸を10mℓ程度入れておく。糞と尿を分離する金網，ロート部分には4％ホウ酸を毎日噴霧する。糞は凍結乾燥すれば粉砕しやすく，窒素の逸脱も防げる。

行う場合がある。

$$真の消化率(\%) = \frac{摂取量 - (糞中排泄量 - 内因性糞中排泄量)}{摂取量} \times 100$$

3) 体内保留量の求め方

体内保留量は①に記した吸収量から尿中に排泄された目的の成分量を差し引いて求める。

$$体内保留量 = 吸収量 - (尿中排泄量 - 内因性尿中排泄量)$$

$$体内保留率(\%) = \frac{体内保留量}{吸収量} \times 100$$

4) 糞尿の採取

実験動物を用いて，栄養成分のわかっている一定量の飼料を与え，これに対応する糞および尿を集め，摂取量から差し引いて吸収量を求める出納実験，あるいは特定の実験条件処理を動物に与え，尿中への生体成分排泄量の増減を観察するなどの実験では，糞尿の採取は重要な実験手技となる。

① 採 尿

目的の生体成分の性質に合わせ採尿容器に1～3Nの塩酸溶液，緩衝液，抗酸化剤溶液などを少量入れ目的成分の空気中への散逸，酸化などを防ぐ。ケージ金網や糞尿分離装置周辺にも尿が付着しているので，蒸留水あるいは採尿容器とおなじ溶液をスプレイし洗浄する。このとき糞，毛の混入がないよう注意し，ある場合はピンセットで取り除く。

② 採 糞

採糞方法には全糞採取方法と指示物質法がある。

全糞採取法は実験試料給与ラットが排泄する糞を一定期間（2～3日間）全部採取する方法である。実験期間中に飼料の変更をする場合は，採糞を飼料変更数日後から行う。指示物質法は飼料に指示物質を混入し，排泄された糞の一部を採取し糞中の指示物質濃度と飼料中の指示物質濃度から全糞量を求めるものである。指示物質には酸化クローム（Cr_2O_3）が一般的に用いられている。

14　栄養状態の判定

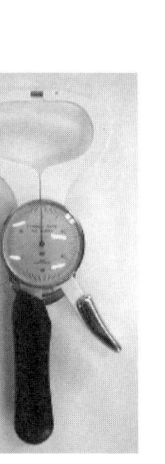

　栄養摂取が適切かどうか判定することを栄養評価（栄養アセスメント）という。栄養評価の方法には食事調査，生化学的検査，身体計測の三種類がある。食事調査は，毎日の食事摂取の内容を調査し判定する方法である。国民栄養調査はこの方法で行われている。化学的な検査を行なわず調査だけで実施できるので，多数のデータを短時間に解析するのに適している。生化学的検査は，血液や尿などヒトの体から得られる試料を，生化学的な方法で検査することによって判定する方法である。血液からは血清総たんぱく質量，血清アルブミン，血清グロブリン，トランスフェリン，血清脂質，血糖値，赤血球数，白血球数，血色素量，ヘマトクリット値などが測定できる。尿からはクレアチニン，尿中窒素，ウロビリノーゲンなどが計測できる。代謝に伴ってこれらの数値が変動するので，この数値から栄養状態を判定する。身体計測法は身長や体重，胸囲などから栄養状態を判定する方法で，簡便で誰でもどこでも判定できるのが特徴である。

*1　キャリパー

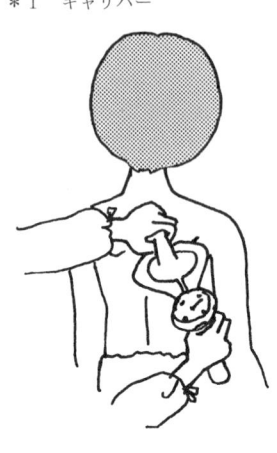

*2　皮下脂肪厚の測定

14-1　皮下脂肪厚

原　理

　体脂肪の割合が減少すると皮下脂肪厚（skinfold thickness）も減少する。このことから皮下脂肪厚は体脂肪量を反映するものと考えられる。

器具・装置

① キャリパー（栄研式皮下脂肪厚測定器）[*1]

操　作

❶ 皮下脂肪厚の測定ははキャリパーを用いる。被験者の右上腕三頭筋上部（上腕背側部）と肩胛骨下部をキャリパーでつまみ[*2]，その測定値（mm）の和を計算する。

結 果

表 14-1 から判定する。

表 14-1 皮下脂肪厚の測定基準（成人） 　　　（mm）

		良好	ほぼ良好	やや注意	要注意
皮脂厚 （上腕＋背部）	男子	15〜25	26〜35 14〜10	36〜45 9 以下	46 以上
	女子	25〜35	36〜45 24〜15 14 以下	46〜55	56 以上

14-2 カウプ指数（BMI）

原 理

BMI（body mass index）は身長と体重から栄養状態を判定する方法である。日本肥満学会ではこの方法を用いて肥満度の判定をしている。だれでもどこでも簡単に測定でき信頼度の高い方法である。身長，体重は身体計測の基本である。一日の時間により変動するので，一定の時間を決め計測することが望ましい。各自の身長，体重を体位基準値（表 14-2）と比較しても良い。

器具・装置

① 身長計
② 体重計

操 作

❶ 身長，体重を測定する。

　身長（height）　　　素足で身長計の上に直立して測定する。
　体重（weight）[*1]　体重計を用い，なるべく薄着で計測する。食事摂取，排泄，運動などの影響を受け数値が変動するので，毎日同じ時間に計測する。

❷ BMI を計算し，表 14-3 より判定する。

$$BMI = \frac{体重（kg）}{身長（m）\times 身長（m）}$$

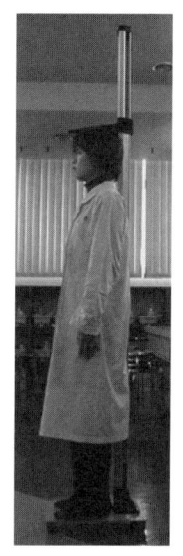

身長測定

[*1] エネルギー摂取の過不足を反映する。

表 14-2　年齢区分別体位基準値

年齢（歳）	身長 (cm) 男	身長 (cm) 女	体重 (kg) 男	体重 (kg) 女
0～（月）	61.7		6.4	
6～（月）	70.7		8.5	
1～2	83.6		11.5	
3～5	102.3		16.4	
6～8	121.9	120.8	24.6	23.9
9～11	139.0	138.4	34.6	33.8
12～14	158.3	153.4	47.9	45.3
15～17	169.3	157.8	59.8	51.4
18～29	171.3	158.1	64.7	51.2
30～49	169.1	156.0	67.0	54.2
50～69	163.9	151.4	62.5	53.8
70以上	159.4	145.6	56.7	48.7

（健康・栄養情報研究会編『第六次改定　日本人の栄養所要量　食事摂取基準』，第一出版（1999））

結　果

統計的に最も疾病率が一番低いBMIは22である。このことからBMIは22が最も適切な数値といえる。この数値から各人の標準体重と肥満度を計算する。

$$標準体重 = 22 \times 身長 (m) \times 身長 (m)$$

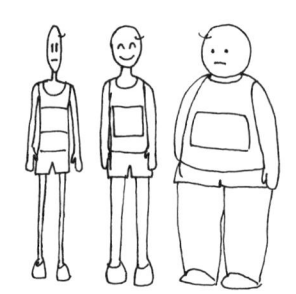

$$肥満度 (\%) = \frac{実測体重 (kg) - 標準体重 (kg)}{標準体重 (kg)} \times 100$$

表 14-3　日本肥満学会による肥満の判定基準

判定	やせ	普通	肥満
BMI	18.5未満	18.5以上25.0未満	25.0以上

表 14-4　BMIの平均値および標準偏差（性・年齢階級別）

年齢（歳）	男 人数	男 平均	男 偏差	女 人数	女 平均	女 偏差
総数	3,798			4,718		
15～19歳	266	20.9	2.8	273	20.6	2.5
20～29	480	22.4	3.4	615	20.5	3.0
30～39	553	23.6	3.4	630	21.6	3.4
40～49	599	23.8	3.2	730	22.5	3.4
50～59	717	23.5	2.9	892	23.3	3.2
60～64	315	23.2	2.6	410	23.4	3.3
65～69	366	23.1	2.9	436	23.8	3.3
70～74	274	23.0	3.0	319	23.6	3.5
75～79	138	22.4	3.2	238	22.7	3.6
80歳以上	90	22.3	2.7	175	21.8	3.7

（健康・栄養情報研究会編『国民栄養の現状　平成11年国民栄養調査結果』，第一出版（2001）を加筆訂正）

付録1

実験動物の飼養及び保管等に関する基準

(昭和55年3月27日)
(総理府告示第6号)

第1 一般原則

管理者等は，実験動物の生理，生態，習性等を理解し，並びに愛情をもって飼養し，及び科学上の利用に供するように努めるとともに，責任をもってこれを保管し，実験動物による人の生命，身体又は財産に対する侵害及び人の生活環境の汚損を防止するように努めること。

第2 定義

この基準において，次の各号に掲げる用語の意義は，当該各号に定めるところによる。

(1) 実験動物 実験等の利用に供するため，施設で飼養し，又は保管しているほ乳類及び鳥類に属する動物（施設に導入するため輸送中のものを含む）をいう。

(2) 実験等 動物を教育，試験研究又は生物学的製剤の製造の用その他の科学上の利用に供することをいう。

(3) 施設 実験動物の飼養若しくは保管又は実験等を行う施設をいう。

(4) 管理者等 管理者，実験動物管理者，実験実施者及び飼養者をいう。

(5) 管理者 実験動物及び施設を管理する者をいう。

(6) 実験動物管理者 管理者を補佐し，実験動物の管理を担当する者をいう。

(7) 実験実施者 実験等を行う者をいう。

(8) 飼養者 実験動物管理者又は実験実施者の下で実験動物の飼養又は保管に従事する者をいう。

第3 導入に当たっての配慮

1 管理者及び実験動物管理者は，施設の立地，整備状況及び飼養能力並びに実験実施者が策定した実験等の計画等を勘案の上定められた当該施設の事業計画に基づき，実験動物を導入するように努めること。

2 実験動物の輸送に当たる者は，その輸送に当たっては，次の事項に留意し，実験動物の健康及び安全並びに実験動物による事故の防止に努めること。

(1) 実験動物の疲労及び苦痛をできるだけ小さくするため，なるべく短い時間による輸送方法を選ぶこと。

(2) 輸送中の実験動物には，必要に応じて適切な飼料及び水の給与を行うこと。

(3) 実験動物の生理，生態，習性等を考慮の上，適切に区分して輸送する方法を採るとともに，輸送に用いる車両，容器等は，実験動物の健康及び安全を確保し，並びに実験動物の脱出を防止するために必要な規模，構造等のものを選定すること。

(4) 実験動物の微生物，汚物等により環境が汚染されることを防止するために必要な措置を講ずること。

3 実験動物管理者は，施設への実験動物の導入に当たっては，必要に応じて適切な検疫を行い，実験実施者，飼養者及び他の実験動物の健康を損ねることのないようにすること。

第4 実験動物の健康及び安全の保持

1. 管理者は，実験動物に関する知識及び経験を有する者を実験動物管理者に充てるようにすること。
2. 管理者は，実験動物の飼養及び保管については，その生理，生態，習性等に応じて適切な設備を設けるようにすること。
3. 実験動物管理者，実験実施者及び飼養者は，次の事項に留意し，実験動物の健康及び安全の保持に努めること。
   (1) 実験動物の生理，生態，習性等に応じ，かつ，実験等の目的に支障を及ぼさない範囲で，適切に飼料及び水の給与を行うこと。
   (2) 実験動物が実験等の目的に係る疾病以外の疾病により患することを予防する等必要な健康管理を行うこと。

第5 実験等の実施上の配慮及び終了後の処置

1. 実験実施者は，実験等の目的を達成するために必要な範囲で実験動物を適切に利用するように努めること。
2. 実験動物管理者又は実験実施者は，次の事項に留意し，実験等の実施及び実験等の終了後の処置に当たるように努めること。
   (1) 実験等に当たっては，その実験等の目的に支障を及ぼさない範囲で麻酔薬等を投与すること等によりできる限り実験動物に苦痛を与えないようにするとともに，保温等適切な処置を採ること。
   (2) 実験等を終了し，又は中断した実験動物を処分するときは，速やかに致死量以上の麻酔薬の投与，又は頸椎脱臼等によって，実験動物にできる限り苦痛を与えないようにすること。
   (3) 実験動物の死体については，適切な処置を講じ，人の健康及び生活環境を損なうことのないようにすること。

第6 危害防止

1. 管理者等は，実験動物の飼養及び保管並びに実験等に関係のない者が実験動物に接することのないよう必要な措置を講ずること。
2. 実験動物管理者，実験実施者及び飼養者は，次により，相互に実験動物による危害防止に必要な情報の提供等を行うように努めること。
   (1) 実験動物管理者は，実験実施者に対して実験動物の取扱い方法についての情報を提供するとともに，飼養者に対し，その飼養又は保管について必要な指導を行うこと。
   (2) 実験実施者は，実験動物管理者に対して実験等に利用している実験動物についての情報を提供するとともに，飼養者に対し，その飼養又は保管について必要な指導を行うこと。
   (3) 飼養者は，実験動物管理者及び実験実施者に対して実験動物についての状況を報告すること。
3. 管理者は，実験動物からの疾病のり患を予防するため，実験動物管理者及び飼養者の健康について必要な健康管理を行うこと。
4. 管理者等は，実験動物が保管場所から脱出しないよう必要な措置を講ずること。
5. 管理者は，実験動物が脱出した場合の措置についてあらかじめ対策を講じ，事故の防止に努めること。
6. 管理者は，地震，火災等の非常災害に際して採るべき緊急措置を定め，非常災害が発生したときは，速やかに実験動物を保護し，及び実験動物による事故の防止に努めること。

第7 生活環境の保全

管理者等は，実験動物の汚物等の適切な処理を行い，及び施設を常に清潔にして微生物等による環境の汚染，悪臭の発生等を防止し，並びに施設の整備等により騒音の防止を図ることによって，生活環境の保全に努めること。

第8　実験動物生産者の採るべき措置

実験等のためほ乳類及び鳥類に属する動物を生産する者は，次の事項に留意し，動物の生理，生態，習性等を理解し，及び愛情をもって飼養するように努めるとともに，責任をもってこれを保管すること。

(1) 動物の生理，生態，習性等に応じた適切な施設を設け，適切に飼料及び水の給与を行い，動物が疾病にり患することを予防する等必要な措置を講ずること。

(2) 生活環境の保全のため，動物の汚物等の適切な処理を行い，及び生産の場を常に清潔にすることにより，環境の汚損の防止に努めるとともに，生産に従事する者の動物からの疾病のり患を予防する等必要な健康管理を行うように努めること。

第9　補則

管理者等は，ほ乳類及び鳥類に属する動物以外の動物を実験等に利用する場合においてもこの基準の趣旨に沿って措置するように努めること。

第10　適用除外

1　この基準は，畜産に関する飼養管理の教育若しくは試験研究又は畜産に関する育種改良を行うことを目的として飼養し，又は保管する実験動物の管理者等には適用しない。

2　この基準は，生態の観察を行うことを目的として飼養し，又は保管する実験動物の管理者等には適用しない。ただし，当該実験動物に係る飼養及び保管に関する基準については，展示動物等の飼養及び保管に関する基準（昭和51年総理府告示第7号）の第3（1を除く。），第4〔1の(3)，(4)及び4を除く。〕，第6及び第7の2に定める事項を準用する。

付録2　各種実験用動物の飼料・飲水要求量，その他

動物種	飼料要求量 （1日当たり）	飲水要求量 （1日当たり）	糞便量 （1日当たり）	尿量 （1日当たり）	発熱量（Cal） （1動物1時間当たり）
マウス (*Mus musculus*) adult	2.8〜7.0 g (4〜6 g)	4〜7 ml (6 ml)	1.4〜2.8 g	1〜3 ml	2.34
ラット (*Rattus norvegicus*) 体重50g	9.3〜18.7 g (12〜15 g)	20〜45 ml (35 ml)	7.1〜14.2 g	10〜15 ml	15.60
モルモット (*Cavia porcellus*) adult	14.2〜28.4 g V.C.源必要	85〜150 ml (145 ml)	21.2〜85.0 g	15〜75 ml	21.84
	(30 g)				
ウサギ (*Oryctolagus cuniculus*) 体重1.36〜2.26 kg	28.4〜85.1 g (150 g)	60〜140 ml/kg体重 (300 ml)	14.2〜56.7 g	40〜100 ml/kg 体重	132.6

（田嶋嘉雄編，『実験動物学（各論）』，朝倉書店（1977）より抜粋）

付録3　各種実験用動物の繁殖学上の数値，その他

動物種	寿命	性成熟	繁殖適齢期	妊娠期間	産仔数	離乳時期	染色体数 (2n)
マウス (*Mus musculus*)	2〜3年	♀ 35〜50日齢 ♂ 45〜60日齢	60〜90日齢	18〜22日	6〜13	17〜21日齢	40
ラット (*Rattus norvegicus*)	2〜3年	60日齢	80〜110日齢	22〜24日	6〜14	20〜25日齢	42
モルモット (*Cavia porcellus*)	4〜5年	♀ 30〜45日齢 ♂ 70日齢	12〜14週齢	60〜72日	1〜6	15日齢	64
ウサギ (*Oryctolagus cuniculus*)	7〜8年	小型　4か月齢 中型　6か月齢 大型　8か月齢	6か月齢 8か月齢 10か月齢	30〜35日	小型 1〜10 中型 大型 } 1〜13	42日齢	44

（田嶋嘉雄編，『実験動物学（各論）』，朝倉書店（1977）より抜粋）

付録 4　緩衝液

1) 第一リン酸カリウム-第二リン酸ナトリウム
A 液：M/15 KH$_2$PO$_4$ (1 l 中 KH$_2$PO$_4$ 9.078 g)
B 液：M/15 Na$_2$HPO$_4$ (1 l 中 Na$_2$HPO$_4$・12 H$_2$O 23.876 g)

A 液 (ml)	B 液 (ml)	pH
9.50	0.50	5.59
9.00	1.00	5.91
8.00	2.00	6.24
7.00	3.00	6.47
6.00	4.00	6.64
5.00	5.00	6.81
4.00	6.00	6.98
3.00	7.00	7.17
2.00	8.00	7.38
1.00	9.00	7.73
0.50	9.50	8.04

2) トリス-塩酸
A 液 25 ml に加える B 液の量（最後に 100 ml に希釈）
A 液：M/5 トリスヒドロキシメチルアミノメタン (24.3 g/l) 25 ml
B 液：N/10 塩酸

pH	B 液 (ml)	
	23℃	37℃
7.2	45.0	43.0
7.3	43.6	41.5
7.4	42.0	40.0
7.5	40.6	38.0
7.6	38.8	35.7
7.7	36.7	33.3
7.8	34.2	30.6
7.9	31.6	27.8
8.0	28.9	25.0
8.1	26.0	22.3
8.2	23.3	19.5
8.3	20.5	16.7
8.4	17.5	14.3
8.5	15.0	12.0

3) 酢酸-酢酸ナトリウム
A 液：M/10 酢酸 (1 l 中 CH$_3$COOH (99.5%) 5.76 ml)
B 液：M/10 酢酸ナトリウム (1 l 中 CH$_3$COONa・3 H$_2$O 13.609 g，または CH$_3$COONa 8.20 g)

A 液 (ml)	B 液 (ml)	pH
32	1	3.19
16	1	3.5
8	1	3.8
4	1	4.1
2	1	4.4
1	1	4.7
1	2	5.0
1	4	5.3
1	8	5.6
1	16	5.9
1	32	6.22

付録5　遠心加速度計算表

$f\ (\times g) = 1118 \times R\ (\text{cm}) \times N^2\ (\text{rpm}) \times 10^{-6}$

※回転半径と回転数を結べば遠心加速度が得られます。回転数と遠心加速度の尺度は右側と右側，左側と左側が対応します。

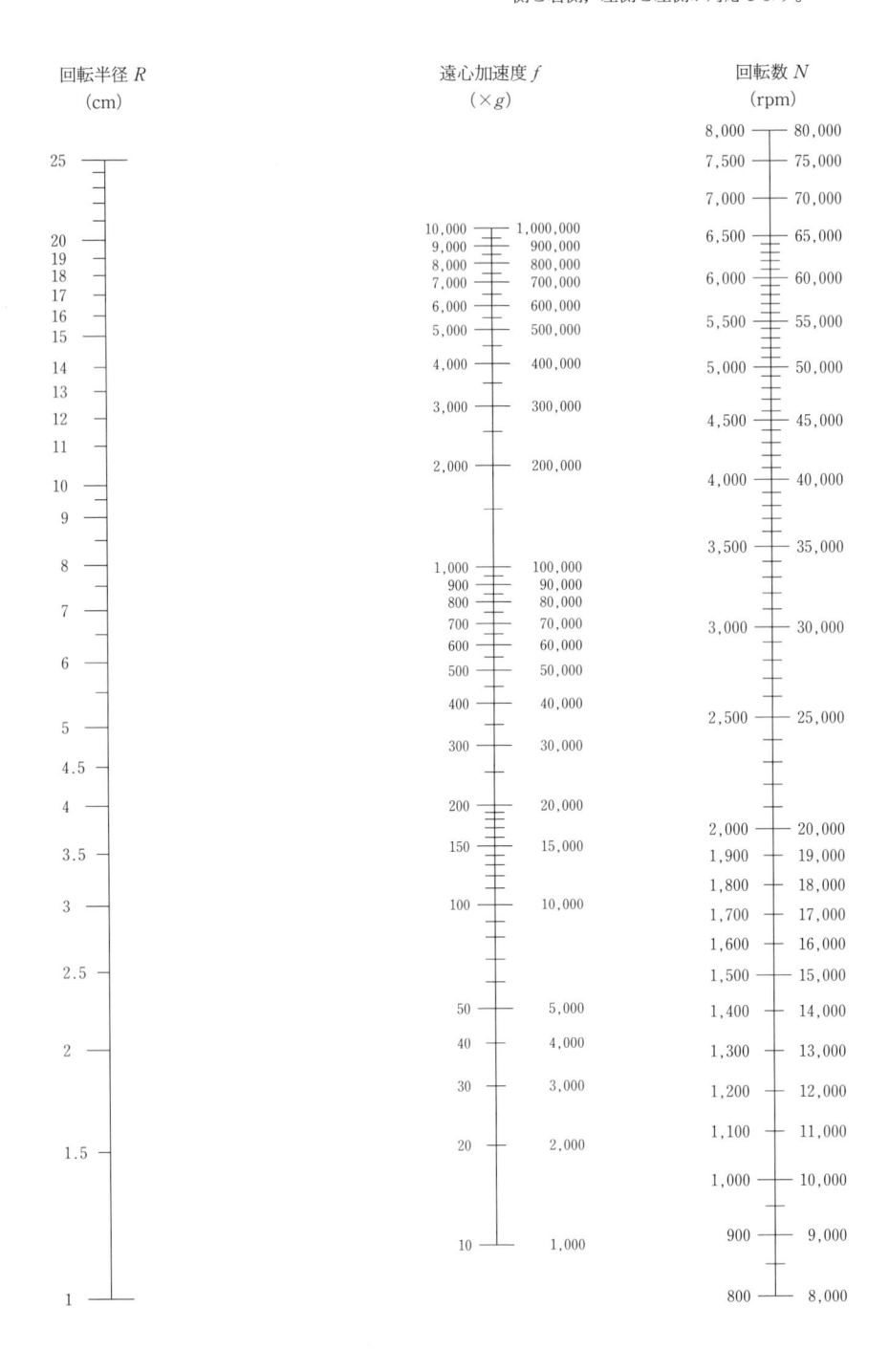

回転半径 R （cm）

遠心加速度 f （$\times g$）

回転数 N （rpm）

（「日立高速冷却遠心機用アングルロータ取扱説明書」より抜粋）

付録6　固形硫安添加量*と％飽和度の関係

		硫安の終濃度（％飽和）															
		10	20	25	30	33	35	40	45	50	55	60	65	70	75	80	90	100
試料液の硫安の初濃度（％飽和）	0	56	114	144	176	196	209	243	277	313	351	390	430	472	516	561	662	767
	10		57	86	118	137	150	183	216	251	288	326	365	406	449	494	592	694
	20			29	59	78	91	123	155	189	225	262	300	340	382	424	520	619
	25				30	49	61	93	125	158	193	230	267	307	348	390	485	583
	30					19	30	62	94	127	162	198	235	273	314	356	449	546
	33						12	43	74	107	142	177	214	252	292	333	426	522
	35							31	63	94	129	164	200	238	278	319	411	506
	40								31	63	97	132	168	205	245	285	375	469
	45									32	65	99	134	171	210	250	339	431
	50										33	66	101	137	176	214	302	392
	55											33	67	103	141	179	264	353
	60												34	69	105	143	227	314
	65													34	70	107	190	275
	70														35	72	153	237
	75															36	115	198
	80																77	157
	90																	79

＊　試料液 1 l 当たりの量（g）

付録7　指示薬

指示薬	濃度（％）	色調の変化	変色域 pH	0.1gの指示薬に加える0.05N NaOHの量
チモール青	0.04	赤―黄	1.2～2.8	4.3ml
ブロモフェノール青	0.04	黄―青	3.0～4.6	3.0
メチル赤	0.02	赤―黄	4.2～6.3	―
ブロモクレゾール緑	0.04	黄―青	3.8～5.4	2.9
ブロモクレゾール紫	0.04	黄―紫	5.2～6.8	3.7
ブロモチモール青	0.04	黄―青	6.0～7.6	3.2
フェノール赤	0.02	黄―赤	6.8～8.4	5.7
クレゾール赤	0.02	黄―赤	7.2～8.8	5.3
チモール青	0.04	黄―青	8.0～9.6	4.3
p-クレゾールフタレイン	0.02	無―赤	8.2～9.8	―

付録8　接頭義語

名称	記号	大きさ	名称	記号	大きさ
エクサ（exa）	E	10^{18}	デシ（deci）	d	10^{-1}
ペタ（peta）	P	10^{15}	センチ（centi）	c	10^{-2}
テラ（tera）	T	10^{12}	ミリ（milli）	m	10^{-3}
ギガ（giga）	G	10^{9}	マイクロ（micro）	μ	10^{-6}
メガ（mega）	M	10^{6}	ナノ（nano）	n	10^{-9}
キロ（kilo）	k	10^{3}	ピコ（pico）	p	10^{-12}
ヘクト（hecto）	h	10^{2}	フェムト（femto）	f	10^{-15}
デカ（deca）	da	10	アト（atto）	a	10^{-18}

参考文献

1章

1) 化学同人編集部編,『三訂実験を安全に行うために』, 化学同人 (1985).
2) 谷口己佐子・奥田義博編,『生化学実験』, 講談社 (1989).
3) 北海道大学自然科学基礎実験(化学)実験書編集委員会編,『自然科学基礎実験(化学編)』, 三共出版 (1996).

2章

1) 中村道徳, 貝沼圭二編,『澱粉・関連糖質実験法』, 学会出版センター (1986).
2) 福井作蔵,『還元糖の定量法(第2版)』, 学会出版センター (1990).
3) 林淳三編,『新訂生化学実験』, 建帛社 (1998).

3章

1) 藤野安彦著,『生物化学実験法9 脂質分析法入門』, 学会出版センター (1990).

4章

1) 泉美治, 中川八郎, 三輪谷俊夫共編,『生物化学実験のてびき2 タンパク質の分離・分析法』, 化学同人 (1985).
2) 堀尾武一, 山下仁平共編,『蛋白質・酵素の基礎実験法』, 南江堂 (1988).
3) J. Sambrook & D. W. Russell,『Molecular Cloning A Laboratory Manual, Third Edition』Cold Spring Harbor Laboratory (2001).

6章

1) 日本ビタミン学会編,『ビタミン学実験法〔Ⅰ〕脂溶性ビタミン』, 東京化学同人 (1983).
2) 日本ビタミン学会編,『ビタミン学実験法〔Ⅱ〕水溶性ビタミン』, 東京化学同人 (1985).
3) 廣田才之編,『栄養生化学実験』, 共立出版 (1997).
4) 岩尾裕之,『食品化学実験』, 柴田書店 (1975).
5) 一之瀬幸男, 松井永一,『食品学実験法』, 三共出版 (1975).

7章

1) 佐藤 了編,『細胞分画法』, 岩波書店 (1972).

8章

1) 丸尾文治, 田宮信雄監修,『酵素ハンドブック』, 朝倉書店 (1982).
2) 馬場茂明ほか,『臨床酵素ハンドブック』, 講談社 (1982).

9章

1) J. D. Watson & F. H. C. Crick, *Nature*, **4356**, 737 (1953).
2) Fiske & Subbarow, *J. Biol. Chem*., **66**, 375, (1925).
3) King. E. J., *Biochem. J.,* **26**, 292 (1932).
4) 奥恒行, 高橋正侑編,『栄養・健康科学シリーズ 生化学』, 南江堂 (1998).
5) 奥原英二編著,『医科生化学基礎実験法』, 南江堂 (1985).
6) 神奈川県栄養士養成施設協会カリキュラム研究会監修,『生化学実験書』, 第一出版 (2001).
7) Darnell, J., Lodish, H., Baltimore, D. (eds,),『Molecular Cell Biology』, Scientific American Books (1986).
8) Lehninger, A, L.,『Principles of Biochemistry』, Worth Publishers, Inc. (1984).

9) 上代淑人監訳,『原書24版ハーパー生化学』, 丸善 (1999).

10章

1) 中山広樹,『バイオ実験イラストレイテッド』, 秀潤社 (1997).
2) 石川丈之,『生化学・栄養学実験』, (1999).
3) 横山茂之,『基礎生化学実験』, 東京化学同人 (1994).

11章

1) 日野志郎, 奈良信雄, 小山高敏,『新訂　臨床検査講座　21臨床血液学』医歯薬出版, (1996).
2) 関正利, 平嶋邦猛, 小林好作編,『実験動物の血液学』, ソフトサイエンス社 (1981).
3) 泉美治, 中川八郎, 三輪谷俊夫共編,『生化学実験のてびき1　生物試料調製法』, 化学同人 (1985).
4) 泉美治, 中川八郎, 三輪谷俊夫共編,『生化学実験のてびき4　動物・組織実験法』, 化学同人 (1985).
5) 化学同人編集部編,『三訂実験を安全に行うために』, 化学同人 (1985).

12章

1) 伊藤機一, 富野康日己,『尿検査の見方・考え方』, 医歯薬出版 (1985).
2) 河合忠, 橋本信也編,『臨床検査のABC』, 日本医師会 (1994).
3) 河合忠監修,『新訂3版臨床検査研修ハンドブック』, 薬事日報社 (1994).
4) J. H. Howanitz, P. J. Howanitz (河野均監訳),『臨床検査の選択と解釈』, 医歯薬出版 (1995).
5) 阿佐見章治ほか,『生理・生化学実験』, 地人書館 (1999).
6) 廣田才之編,『栄養生化学実験』, 共立出版 (1997).

13章

1) 日本生化学会編,『生化学データブック』, 東京化学同人 (1979).
2) 細谷憲政・印南敏・五島孜郎編,『小動物を用いる栄養実験』, 第一出版 (1980).
3) 日本栄養・食糧学会監修, 木村修一・家森幸男編,『疾患モデル動物-栄養学研究への応用』, 建帛社 (1994).
4) 神奈川県栄養士養成施設協会カリキュラム研究会監修,『生化学実験書』第一出版 (1992).
5) 林淳三編,『新訂生化学実験』建帛社 (1998).
6) 緒方規矩雄監修, 蛋白質核酸酵素別冊No 24　実験動物の手技手法, 共立出版 (1981).
7) Ed. National Academy of Science-National Research Council, "Nutrition Repuirments of Laboratory Animals, Fourth Revised", (1995).

14章

1) 阿左美章治, 佐藤七枝, 台蔵昌子, 谷政八, 武藤政美『生化学・生理学実験』, 地人書館 (1999).
2) 上田英雄, 竹内重五郎, 杉本恒明総編集,『内科学』, 朝倉書店 (1994).
3) 廣田才之, 有賀豊彦, 鈴木たね子, 伊藤靖子, 辻悦子, 小畠義樹, 伊藤順子, 日高敏郎編,『栄養学総論』, 共立出版 (2001).
4) 健康・栄養情報研究会編,『国民栄養の現状』, 第一出版 (2000).
5) 後藤孜郎編,『栄養学実験』, 建帛社 (1985).

索　引

あ　行

アクリルアミド　38
アクロレイン　23
アダムキービッツ反応　32
アデニン　85
アフィニティクロマトグラフィー法　75
アミドール　48,49
アミノ酸　35
　α——　30
アミラーゼ　80
アルカリホスファターゼ　76
アルコール沈殿法　16
アルギニン　31
アルブミン・グロブリン比　107
アンチピリン　97

インドフェノール　57

ウロビリーゲン　128
上血天秤　10

栄研式皮下脂肪厚測定器　140
栄養アセスメント　140
栄養評価　140
塩化カドミウムによる沈殿反応　25
塩　基　85
塩　折　30
　——法　75

オサゾン　58
尾静脈採血　102
オートクレーブ　91
オルトフェナントロリン　50,51

ACP　76
ALT　115
AST　115
HDL コレステロールの測定　112
NPR (net protein ratio)　138
R_f値　20
RNA　85
SDS-フェノール法　90

か　行

解剖の方法　136
解離指数　9
カウプ指数　141
過マンガン酸カリウム　45
　——溶液　48
カルバモイル基　30
肝グリコーゲンの調製　16
還元糖量　12
乾式灰化法　44
緩衝液　9
環状プラスミド　94

キサントプロテイン反応　32
基質親和性　73
規定度　9
機能鉄　50
キャリパー　140
吸光度　87
給餌様式　135
起立性たんぱく尿　127

グアニジン基　31
グアニン　85
クマシーブルー　34
グリセリン　23
グルコオキシダーゼ法　126
グルタミン酸-オキサロ酢酸アミノ基
　転移酵素　114
グルタミン酸-ピルビン酸アミノ基
　転移酵素　114
クレアチニン　123
　——係数　125
クレアチンリン酸　123
クロマトグラフィー　11

血球の分離　103
血球容積　102
血色素　104
血漿たんぱく質　106
血糖の定量　105
ゲノム DNA　94
ケン化　24
検量線　10

酵素基質複合体　72
駒込ピペット　7

competent cell　91

さ　行

採血方法　101
最小吸収波長　87
最小二乗法　105
最大吸収波長　86
最大反応速度　73
採　尿　117,139
採　糞　139
坂口反応　31
さつまいも β-アミラーゼ　21
サブマリン型電気泳動装置　95
サルコフスキー反応　26
三次元展開法　36
酸凝固　29

ジアセチル反応　31
ジアゾカップリング法　128
ジアゾ反応　31
飼育室　131
飼育法　131
四塩化炭素　4
紫外吸光法　35
システン　32
システイン　32
疾患モデル動物　130
実験動物　130
シトシン　85
2,4-ジニトロフェニルヒドラジン　57
自由給餌法　136
シュウ酸カルシウム　45,46,48
重量・体積百分率　8
重量百分率　8
消化吸収率　138
硝酸銀試薬　20
飼　料　131
　——効率　137
　——の調製法　135
心臓採血　102

出納実験　138

制限酵素　94
赤血球トランスケトラーゼ活性　56

全糖量　12

総コレステロールの定量　110
増体重　137
総たんぱく質の測定　107
ソモギー・ネルソン法　18,81

CFU (colony forming unit)　93

た 行

体積・重量百分率　8
体積百分率　8
大腸菌　91
唾液アミラーゼ　13
卓上遠心機　11
たんぱく誤差法　127
たんぱく質効率　137

チアミン　55
チミン　85
中性脂肪　23,109
超遠心機　11
貯蔵鉄　50
チロシン　31,32

電気泳動法　38
　　──, SDS-ポリアクリルアミド　38
電子天秤　10

糖質のペーパークロマトグラフィー　19
等量給餌法　136
ドデシル硫酸ナトリウム　90
トリアシルグリセロール　109
トリプトファン　32
トリメチルアミン　25

DNA　85

な 行

α-ナフトール　31

尿試験紙　119,126～129
尿潜血　129
尿素　120
　──法　45
尿たんぱく質　127
尿糖　125
尿の性状　118
尿量　117
ニンヒドリン　36
　──反応　30

熱凝固　29

濃度　8

は 行

灰化　88
薄層クロマトグラフィー　35

ビウレット反応　30
皮下脂肪厚　140
ヒスチジン　31,32
ビタミン A　53
ビタミン B_1　55
ビタミン C　57
　──標準品　58
　──, 酸化型　58
　──, 総　58
ヒドラジン法　57
ヒドロキシプロリン　31
肥満度　142
標準体重　142
ピロガロールレッド・モリブデン錯体法　127

フィンガータッピング　78
フェノール試薬　33
フェノール-硫酸法　15
フェーリング液　13
フォゲス・プロスカウエル反応　31
不ケン化　28
不飽和脂肪酸　24
プラスミド DNA　92
プロテアーゼ　82
ブロムフェノールブルー　50
プロリン　31
分子量マーカー　95
分別沈殿法　75

ベネディクト法　126
ペプチド　30
　──結合　30
ヘマトクリット　102
ヘモグロビン　104

ホモジネート　61
ホールピペット　7

BMI　141
buffor　9
feed eficiency　137
PER (protein efficiency ratio)　137

pH メーター　9
Potter-Elvehjem 型テフロンホモジナイザー　62

ま 行

マイクロピペット　7
マーカー酵素　64
麻酔　136

ミカエリス定数　73
ミカエリス・メンテンの式　72
ミクロケルダールの灰化装置　88
ミロン反応　32

メスピペット　4
メタリン酸・チオ尿素溶液　58
5％メタリン酸溶液　58

モーリッシュ反応　12
モリブデン青　48
モリブデン酸アンモニウム　48,49
モール塩　50
モル濃度　9

や 行

有機沈殿試薬　30
ユニット　75

用時調製　31,88
ヨウ素でんぷん反応　14,81
ヨウ素の付加　24

ら 行

ラインウェーバー・バークの式　73
卵黄中のステロール類　27

リーベルマン・ブルヒアルト反応　25
硫化鉛反応　32
両逆数プロット　73
リン酸　85
リン脂質　23
　──の測定　113
冷却遠心機　11
レシチン　25
　──のアルカリ分解反応　25
　──の分離　26
レチノール　53

Lambert-Beer の法則　10
Lowry 法　33,70

監修者略歴

吉田　勉（よしだ　つとむ）
1952年　東京大学農学部卒業
　　　　東京都立短期大学名誉教授　農学博士
専　攻　食品栄養学・栄養化学

編著者略歴（＊は編著者）（五十音順，（　）内は執筆箇所）

＊伊藤　順子（いとう　じゅんこ）（1章, 9章, 14章）
1971年　東北大学大学院薬学研究科修士課程修了
現　在　横浜薬科大学名誉教授　医学博士
専　攻　生化学・栄養学

＊志田　万里子（しだ　まりこ）（2章, 12章）
1965年　東北大学農学部卒業
現　在　前山梨学院短期大学教授　農学博士
専　攻　炭水化物化学

篠田　粧子（しのだ　しょうこ）（3章, 4章（4-1～4-3）, 5章）
1977年　Longwood College (USA), Dept. of Home Economics 卒業
現　在　東京都立大学　特任教授　農学博士
専　攻　栄養化学

西野　秀昭（にしの　ひであき）（4章（4-4）, 7章, 8章）
1982年　九州大学大学院理学研究科博士後期課程単位取得退学
現　在　福岡教育大学教授　理学博士
専　攻　脂質代謝の生化学・分子生物学

馬場　修（ばば　おさむ）（6章（6-1, 6-2）, 11章, 13章, 付録）
1980年　東京農業大学大学院農学研究科博士後期課程中退
現　在　東京家政学院大学教授
専　攻　栄養学・栄養化学

南　道子（みなみ　みちこ）（6章（6-3）, 10章, 付録）
1989年　東京大学大学院医学系研究科博士課程修了
現　在　東京学芸大学教授　医学博士
専　攻　生化学・栄養学

新しい生化学・栄養学実験（あたらしいせいかがく・えいようがくじっけん）

2002年 4月20日　初版第1刷発行
2022年 3月31日　初版第9刷発行

Ⓒ 編著者　伊藤　順子
　　　　　　志田　万里子
発行者　秀島　功
印刷者　渡辺　善広

発行所　**三共出版株式会社**　東京都千代田区神田神保町3の2
振替 00110-9-1065
郵便番号 101-0051　電話 03-3264-5711(代)　FAX 03-3265-5149
ホームページアドレス http://www.sankyoshuppan.co.jp

一般社団法人 日本書籍出版協会・一般社団法人 自然科学書協会・工学書協会　会員

Printed in Japan　　　　印刷・製本　壮光舎

JCOPY 〈(社)出版者著作権管理機構　委託出版物〉
本書の無断複写は著作権法上での例外を除き禁じられています。複写される場合は、そのつど事前に，(社)出版者著作権管理機構（電話 03-3513-6969, FAX 03-3513-6979, e-mail:info@jcopy.or.jp）の許諾を得てください。

ISBN4-7827-0450-X